SYNDROME PRÉMENSTRUEL

LES SOLUTIONS NATURELLES

DR BÉRENGÈRE ARNAL

nature et
vitamines

Collection dirigée par Brigitte Karleskind

Dans la même collection

Vitamine D, mode d'emploi

Potassium, mode d'emploi

Arthrose, les solutions naturelles pour vos articulations

Allergies, les solutions naturelles

Guide des compléments antioxydants

Mélatonine, mode d'emploi

Conception graphique et réalisation : Catherine Julia
Illustrations : ©Idée Graphic (Toulouse) / ©Alain Roulier
Photos : © Shutterstock

ISBN : 978-2-36549-039-9

Dépôt légal : 1er trimestre 2014

Imprimé et façonné en France par Présence graphique,
4e trimestre 2020

IMPRIM'VERT®   PEFC 10-31-2677

Remerciements pour leur aide et contribution
à Claudine Ageron-Marque et Corinne Arnal,
au Dr David Alimi, au Dr Christelle Besnard-Charvet,
à Brigitte Karleskind, au Dr Fabienne Millet,
au Dr François Petitet, au Pr Albert-Claude Quemoun,
au Dr Jean-Charles Schnebelen, au Dr Noëlle Vescovali.

Dédicace aux femmes de mon histoire :
à Ève, ma fille des îles,
à Corinne et Eléonore, mes sœurs,
à Claudine, ma mère,
à Solange et Simone, mes grands-mères,
à Hélène et Hortense, Hélène et Laure, mes arrière-grands-mères.

SOMMAIRE

PARTIE 2

PRÉFACE

J'ai été très honorée lorsque le Dr Bérengère Arnal m'a proposé d'écrire la préface de son livre. Nous sommes toutes deux gynécologues-obstétriciennes : elle est spécialisée en phytothérapie et connaît bien l'homéopathie. Je suis personnellement spécialisée en homéopathie.

À la lecture de ses livres – et connaissant ses différentes actions en particulier au service des patientes atteintes d'un cancer du sein – j'ai reconnu en elle des qualités humaines qui me sont chères : la femme de passion, un médecin dévoué, à l'écoute de ses patientes, qui n'hésite pas à exprimer ses convictions.

Le syndrome prémenstruel est un ensemble de symptômes, variables suivant les patientes, qui reflète une perturbation de la physiologie hormonale sans être l'expression d'une pathologie.

Ce livre très complet et très documenté détaille la physiopathologie du syndrome prémenstruel ainsi que sa prise en charge. Il souligne l'intérêt de trouver des alternatives naturelles aux traitements conventionnels. En effet, certains comme les antalgiques peuvent lutter contre les symptômes mais d'autres peuvent aussi en cacher. Les pilules anti-ovulatoires, par exemple, arrêtent le fonctionnement du cycle et les traitements hormonaux progestatifs, qui contribuent à corriger le déséquilibre hormonal, ne sont pas toujours adaptés au type de déséquilibre et ne sont pas dénués d'effets secondaires.

Comment, dans cette indication, ne pas préférer un traitement respectueux de la physiologie, un traitement qui rétablisse l'équilibre de l'organisme et atténue les symptômes, sans risquer d'en créer de nouveaux ? C'est tout l'intérêt des médecines naturelles ou complémentaires qui associent efficacité et sécurité. Le docteur Bérengère Arnal nous les explique dans ce livre tout en rappelant les consignes d'une bonne hygiène de vie.

Tout est réuni pour faire de cet ouvrage un livre de référence aussi bien pour des soignants qui souhaitent élargir leur pratique que pour les patientes qui trouveront ici des solutions naturelles à leurs problèmes de cycles.

À la lecture passionnante de ce livre, vous serez comme moi convaincue que les médecines naturelles peuvent et doivent être intégrées à la pratique des médecins et aux soins du quotidien.

DR CHRISTELLE BESNARD-CHARVET

INTRODUCTION

Des milliers de femmes souffrent ou ont souffert de symptômes divers, parfois très invalidants, rythmés par leur cycle menstruel.

Le syndrome prémenstruel ainsi défini résulte d'un dysfonctionnement qui fait le lien entre des manifestations physiques et psychiques.

Cela se passe-t-il uniquement dans la tête des femmes ?

C'est ce que les médecins et les scientifiques ont longtemps affirmé. On sait pourtant aujourd'hui qu'il existe chez certaines femmes des modifications physiologiques d'origine hormonale susceptibles d'expliquer ces multiples symptômes qui perturbent non seulement leur vie mais parfois aussi celle de leur entourage.

Vous allez trouver dans ce livre des explications à ces modifications hormonales, qui vous rassureront.

Cet ouvrage vous permettra de mettre en œuvre immédiatement certains changements dans votre vie au quotidien et de commencer des traitements naturels.

PARTIE 1

PRÉSENTATION DU SYNDROME PRÉMENSTRUEL

CHAPITRE 1

DÉFINITION

Le syndrome prémenstruel (SPM) se définit comme un ensemble de modifications physiques et neuropsychiques dont le point commun est le caractère cyclique par rapport aux règles. Au niveau physique, il peut s'agir de céphalées, de maux de ventre, de douleurs aux seins, de rétention d'eau. Au niveau psychique, on peut être facilement irritable, déprimée ou ressentir une fatigue générale. Ces modifications surviennent avant les règles et disparaissent normalement avec leur survenue. Leur durée varie généralement de deux à quinze jours mais peut dans certains cas se prolonger jusqu'à trois semaines avant les règles.

Plus la durée des perturbations est longue, plus celles-ci sont invalidantes. Par définition, il doit exister au moins une semaine libre de tout symptôme au cours du cycle menstruel qui se situe juste après l'apparition des règles.

Ce syndrome est transitoire et variable selon le vécu quotidien, physique, psychique et émotionnel, de chacune. Ce vécu influence le système hormonal donc la façon dont le cycle menstruel va se dérouler.

Le syndrome prémenstruel touche au moins 40 % des femmes au cours de leur vie. Il peut affecter n'importe quelle femme à un moment ou à un autre de sa vie, entre la puberté – période où le syndrome touche une jeune fille sur trois – et la ménopause.

Plus on avance en âge, plus le risque de souffrir d'un syndrome prémenstruel est grand. Même s'il peut apparaître dès les premières règles, il survient en effet plus souvent entre 30 et 40 ans et il est fréquemment plus sévère après 45 ans.

La puberté et la préménopause sont deux situations physiologiques durant lesquelles le taux d'œstrogènes est trop élevé (on parle d'hyperœstrogénie), ce qui peut entraîner ou aggraver un SPM. Nous en reparlerons dans la suite de l'ouvrage.

Le syndrome prémenstruel disparaît lors des cycles au cours desquels il n'y pas d'ovulation (cycles anovulatoires).

C'est le cas pendant la grossesse, à la ménopause si elle n'est pas traitée ou après des interventions chirurgicales ou médicamenteuses qui entraînent une ménopause artificielle définitive ou temporaire. Ainsi, une ablation chirurgicale des deux ovaires (ovariectomie bilatérale) chez une femme encore réglée induit une ménopause précoce ; de même un traitement par des médicaments analogues de l'hormone GnRH (*Gonadotrophine releasing hormone* appelée aussi LHRH, dont nous reparlerons en détail à la page 18), prescrits dans certains cas évolués de fibromatose utérine[1] et d'endométriose[2] entraîne une ménopause artificielle temporaire pendant la durée du traitement et donc une disparition du SPM s'il en existait un.

Un peu de biologie

Les ovaires sont situés de part et d'autre de l'utérus et reliés à celui-ci par les trompes. Au niveau des ovaires se situent les follicules, petits amas de cellules au sein desquels se loge le futur ovule. L'ovulation va permettre la libération de l'ovule au niveau des trompes où il va éventuellement rencontrer un spermatozoïde s'il y a eu un rapport sexuel : c'est la fécondation.

Nous allons voir que ces différentes étapes sont sous l'influence de plusieurs hormones.

DÉFINITION DU CYCLE MENSTRUEL

Le cycle menstruel se met en place à la puberté, vers l'âge de 12 à 13 ans, assure sa pleine fonction pendant environ 35 ans avec des cycles réguliers, puis commence à se perturber à partir de 47 à 48 ans, à la préménopause, pour cesser définitivement à la ménopause.

Le cycle menstruel dure en moyenne 28 jours et débute le premier jour des règles.

• La première partie du cycle dure environ 14 jours. Cette première partie est la **phase préovulatoire** ou folliculaire :

1 Tumeurs bénignes développées à partir des fibres musculaires de l'utérus.

2 Présence de muqueuse utérine en dehors de la cavité utérine.

elle correspond au développement d'un follicule, et va aboutir à la libération de l'ovule au moment de l'ovulation. Elle est sous l'influence d'hormones **œstrogènes**.

• L'**ovulation** a lieu 14 jours avant la date des règles à venir. Elle est précédée d'une sécrétion abondante du col de l'utérus, la glaire cervicale, dont l'aspect filant et transparent comme du blanc d'œuf signe l'imminence de l'ovulation et aide les spermatozoïdes à accéder à la cavité utérine puis aux trompes où ils vont rencontrer l'ovule.

• Après l'ovulation survient la deuxième partie du cycle, appelée **phase postovulatoire** ou lutéale, avec la sécrétion conjointe d'**œstrogènes** et de **progestérone**. En l'absence de grossesse, l'apparition des nouvelles règles signe la fin du cycle.

LE CYCLE MENSTRUEL SOUS CONTRÔLE DU CERVEAU, DES HORMONES ET DE L'ÂGE

La commande centrale du cycle menstruel se situe dans le cerveau, en particulier au niveau de deux petites structures : l'hypothalamus et l'hypophyse (voir schéma ci-contre). Le cerveau reçoit et gère toutes les informations émotionnelles par l'intermédiaire de la sécrétion de divers messagers : les neuromédiateurs. Ceux-ci ont une influence sur le système hormonal par l'intermédiaire de substances appelées **neurohormones**. L'une d'elles, la LHRH (appelée aussi GnRH), va agir sur la production de deux substances :

• une hormone qui stimule les ovaires tout le long du cycle, appelée **FSH** ou hormone folliculinostimulante,

• et une hormone lutéostimulante, appelée **LH**, qui est secrétée en abondance juste avant le 14e jour du cycle et qui déclenche l'ovulation.

Vous trouverez à la page 26 un schéma résumant les niveaux hormonaux, le cycle ovarien et le cycle utérin.

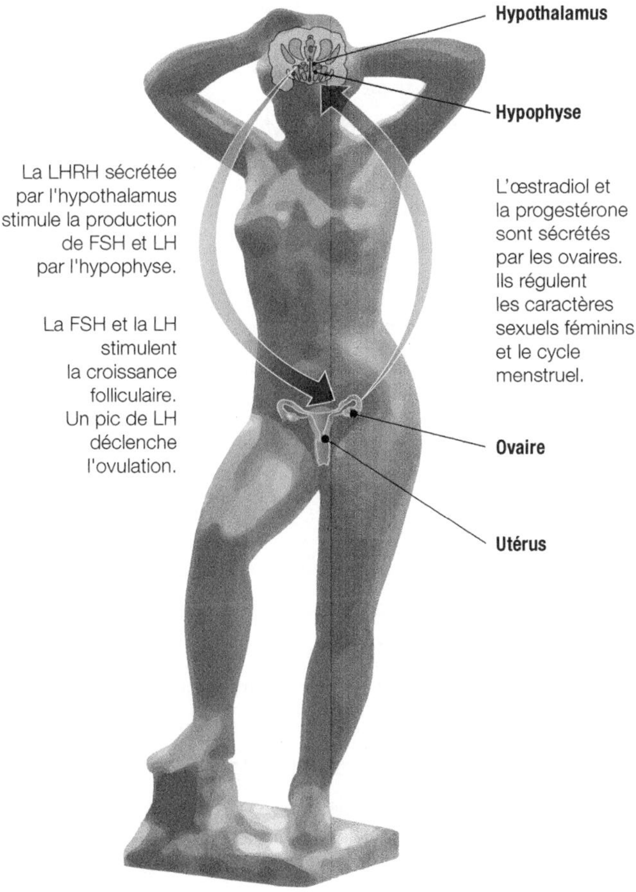

LES ŒSTROGÈNES

Les œstrogènes (17 bêta-œstradiol majoritairement) sont synthétisés à partir du cholestérol et secrétés par l'ovaire.

Une sécrétion suffisante d'œstrogènes en première partie de cycle aboutit, d'une part, au déclenchement de l'ovulation et, d'autre part, à la maturation de la muqueuse de l'utérus (endomètre) afin de permettre la nidation éventuelle d'un ovule fécondé.

La fonction principale des œstrogènes est le développement harmonieux d'un follicule dit dominant, agrégat de cellules contenant le futur ovule qui, au moment de l'ovulation, permettra la libération de cet ovule susceptible d'être fécondé dans la trompe par des spermatozoïdes. Le follicule dominant se transforme alors en une glande sécrétrice, le corps jaune, située à la surface de l'ovaire.

Après l'ovulation, en cas de fécondation puis d'implantation de l'œuf fécondé dans l'utérus, les œstrogènes et la progestérone, sécrétés par le corps jaune, permettent le maintien et le développement de la grossesse, jusqu'au deuxième mois de gestation, quand le placenta est en mesure de prendre le relais par ses propres sécrétions hormonales.

S'il n'y a pas de grossesse, le corps jaune, après 12 à 14 jours, régresse, les sécrétions d'œstrogènes et de progestérone se tarissent, induisant des modifications de la muqueuse utérine. Sous l'influence de divers facteurs, la muqueuse utérine s'évacue pour ses deux tiers, sous forme de règles[3].

---

3 Le tiers restant constitue la muqueuse utérine qui va à nouveau se transformer lors du cycle suivant.

Mécanismes d'action

Les œstrogènes sont des hormones de croissance et de prolifération cellulaires. Leur action principale s'exerce sur les follicules ovariens et sur la muqueuse utérine. Mais ils ont des rôles très variés dans tout l'organisme. On a décrit près de 400 actions différentes des œstrogènes.

Ils ont une action de développement cellulaire au niveau de diverses muqueuses du corps, notamment celles du vagin, de l'endomètre, du col de l'utérus, des trompes. Ils induisent l'apparition d'une glaire dont les caractéristiques permettent aux spermatozoïdes émis dans le vagin d'échapper au milieu acide vaginal, d'acquérir certaines propriétés et d'accéder à la cavité utérine, afin de rencontrer l'ovule dans la trompe.

Ils permettent le développement des seins chez la fille, le maintien de leur structure et des phénomènes cycliques chez la femme en activité génitale, en synergie avec la progestérone.

Leur rôle nourricier[4] est fondamental au niveau de tout le système génital féminin.

Des récepteurs aux œstrogènes ont été mis en évidence dans deux régions du cerveau, l'hippocampe et l'amygdale, impliquées dans le contrôle des émotions et la régulation de l'humeur. Le sommeil, les rythmes jour-nuit[5], le comportement sexuel sont sous la dépendance des hormones sexuelles (œstrogènes et progestérone).

---

4 Ils participent à la nutrition, à la croissance, au renouvellement des tissus (peau, muqueuses).

5 Appelés rythmes circadiens et correspondant aux rythmes biologiques sur 24 heures.

UN RÔLE FONDAMENTAL DANS LA SANTÉ OSSEUSE ET CARDIOVASCULAIRE

L'action des œstrogènes au niveau de la constitution et du maintien des os (métabolisme osseux) est capitale. Elle s'effectue indirectement par l'intermédiaire de deux hormones, la calcitonine qui diminue le taux de calcium dans le sang et la parathormone[6] qui maintient un taux de calcium suffisamment élevé dans le sang, en augmentant la constitution des os en protéines et en favorisant l'absorption intestinale du calcium. Les œstrogènes agissent directement au niveau des cellules osseuses de construction (les ostéoblastes), qui ont aussi des récepteurs à la progestérone. Il semblerait que tout comme avec la vitamine D, il existe un lien direct entre les œstrogènes et l'équilibre postural (donc la prévention des chutes), par l'intermédiaire des diverses fonctions participant au maintien de l'équilibre.

Les œstrogènes protègent la femme en période d'activité ovarienne des accidents cardiovasculaires, en diminuant, au niveau du foie, toutes les fractions du cholestérol, en augmentant le rapport « bon » cholestérol/ « mauvais » cholestérol[7] et en abaissant le taux de triglycérides. Ils ont aussi un effet direct sur la paroi artérielle, empêchant l'apparition des premiers stades

6 La calcitonine est une hormone secrétée par la thyroïde ; la parathormone est une hormone sécrétée par les glandes parathyroïdes.

7 Le « bon » cholestérol aide à éviter les dépôts de graisses au niveau des artères alors que le « mauvais » cholestérol a tendance à se déposer sur les parois des artères et à les boucher.

de l'athérosclérose (accumulation de dépôts de graisses aboutissant à l'obstruction des artères). Ils ont également un rôle au niveau des vaisseaux sanguins et agissent sur leur calibre, participant ainsi à la régulation de l'apport sanguin aux différents organes en fonction des besoins ainsi qu'au niveau de la régularisation du débit sanguin. Ils n'auraient pas d'action sur le métabolisme des sucres, ni sur la tension artérielle.

LA PROGESTÉRONE

La progestérone est sécrétée par l'ovaire, principalement par le corps jaune, en deuxième partie du cycle menstruel, à partir du cholestérol. Mais elle n'est secrétée que s'il y a eu ovulation et après celle-ci, donc seulement si suffisamment d'œstrogènes ont été produits.

Mécanismes d'action

La progestérone n'agit que sur des tissus ayant déjà subi l'influence des œstrogènes et s'oppose à leurs actions de multiplication cellulaire. Elle a un effet relaxant, augmente la température de base du corps (on parle d'action hyperthermisante). Elle induit une diminution de la perméabilité des vaisseaux sanguins et une augmentation de l'excrétion de sodium dans les urines (effet anti-œdème).

La progestérone agit sur la féminité et la fertilité par des effets antihormonaux, d'une part anti-androgènes en freinant la pousse de poils, l'acné, la chute des cheveux, d'autre part en bloquant l'action de l'hormone prolactine. Un taux de prolactine trop élevé entraîne des troubles de la fertilité, voire un arrêt des règles avec une sécrétion lactée mammaire.

Elle joue également un rôle dans le métabolisme des sucres, des graisses et des os.

LES DOMINANCES HORMONALES

La puberté et la préménopause sont deux situations naturelles dans lesquelles la sécrétion de progestérone étant faible, un déséquilibre se crée au profit des œstrogènes. Il y aura donc une dominance relative des œstrogènes. On parle d'hyperœstrogénie relative du fait de l'insuffisance en progestérone. Nous verrons plus loin le rôle potentiel de ce type de dominance dans l'apparition d'un SPM.

Chez la jeune fille, les premiers cycles sont irréguliers durant les 6 premiers mois ou la première année et sans ovulation, car les ovaires vont pendant quelques mois ne sécréter que des œstrogènes et pas encore de progestérone.

Chez la femme préménopausée, les ovaires vont, sur une période de 3 à 5 ans, progressivement cesser de produire de la progestérone. Il y aura donc ici aussi une dominance relative des œstrogènes, donc une hyperœstrogénie relative. À la ménopause, la sécrétion des œstrogènes par les ovaires s'arrête. C'est la fin des cycles menstruels de la femme.

Il est possible de résumer les différentes situations hormonales physiologiques que rencontrera une femme dans sa vie dans le tableau ci-dessous.

SITUATIONS HORMONALES PHYSIOLOGIQUES	SÉCRÉTION D'ŒSTROGÈNES	SÉCRÉTION DE PROGESTÉRONE
Enfance	-	-
Puberté	+ dominance	-
Cycle menstruel normal	+	+
Préménopause	+ dominance	-
Ménopause	-	-
Postménopause	-	-

Entre la puberté et la préménopause, les sécrétions d'œstrogènes et de progestérone sont théoriquement plus équilibrées. Cependant, diverses situations iatrogènes comme la prise de certaines pilules, les traitements hormonaux ou l'utilisation de stérilets à la progestérone peuvent entraîner des dominances des œstrogènes ou de la progestérone. Nous en reparlerons plus en détail au chapitre suivant et au chapitre 4.

LES DIFFÉRENTES PHASES DU CYCLE MENSTRUEL

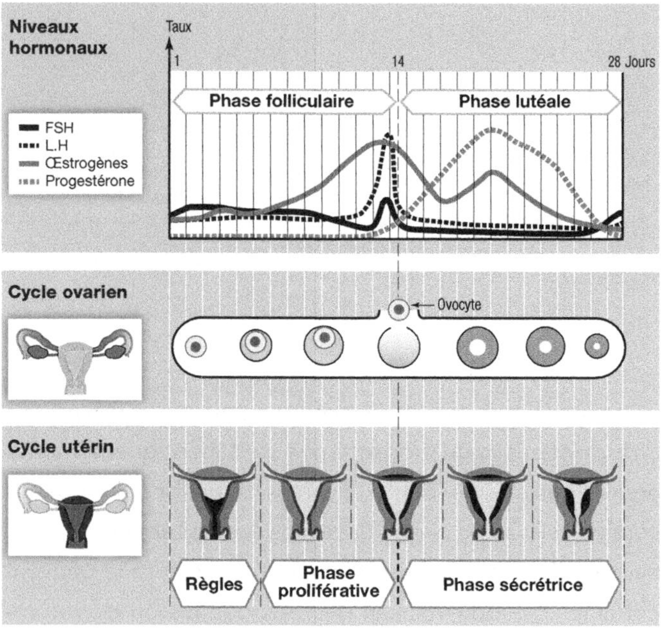

CHAPITRE 2

SYMPTÔMES

LES SYMPTÔMES DU SYNDROME PRÉMENSTRUEL SONT multiples, soit isolés soit associés entre eux, et on en a répertorié jusqu'à cent cinquante différents. Aucune femme, fort heureusement, ne présente simultanément la totalité de ces signes.

Il existe une grande variabilité des symptômes selon leur nature, leur densité, leur durée mais aussi selon les femmes et souvent d'un cycle à l'autre chez une même femme.

Certains cycles peuvent même se dérouler sans problème. Tout va dépendre du vécu émotionnel, physique et environnemental de chacune pendant le cycle qui va influer sur le déroulement hormonal du cycle.

Les modifications sont de tous ordres – physiques, émotionnelles, affectives, comportementales –, pouvant retentir les unes sur les autres et sur la vie familiale, professionnelle et sociale. Un lien possible a même été établi entre la criminalité féminine et la période prémenstruelle !

Il convient toutefois de rappeler que tout va s'améliorer puis disparaître après la fin des règles.

Il faut savoir que le syndrome prémenstruel ne s'accompagne pas toujours de symptômes négatifs : certaines femmes ont durant cette période sensible un regain d'activité, d'énergie, de libido et trouvent leurs seins plus jolis !

Les signes physiques

Ils sont dominés par des gonflements et une sensation de compression liés à une rétention d'eau.

SIGNES LES PLUS FRÉQUENTS

• **Les seins sont gonflés**, lourds, douloureux, tendus. Le plus souvent, ils sont congestionnés sans nodule palpable ; parfois ils sont remplis de granulations, de kystes ou de nodules, avec une prédominance dans la partie supérieure externe. Ils sont douloureux au toucher, débordant du soutien-gorge, imposant parfois son port la nuit. Les veines superficielles sont plus apparentes. Les femmes présentant ces signes sont parfois contraintes de porter des soutiens-gorge différents dans les périodes précédant et suivant les règles.

• **Le ventre est ballonné** au niveau de l'abdomen et du bas-ventre, occasionnant une simple gêne jusqu'à des douleurs importantes. L'impression de pesanteur pelvienne, c'est-à-dire au niveau du bas-ventre, peut être permanente et invalidante.

• **Une sensation de gonflement général** s'accompagne d'une prise de poids transitoire (+ 2 à 3 kg avec une augmentation réelle du tour de taille). Les extrémités des membres (doigts, chevilles), le visage dont les paupières, ainsi que les jambes peuvent être gonflés et douloureux ; les bagues sont difficiles à enlever du fait des doigts boudinés ; les chevilles déformées conservent le soir la marque des chaussures.

• **Des troubles veineux** – varices sensibles, poussées hémorroïdaires, congestion pelvienne à l'origine de douleurs – se manifestent.

LES AUTRES SIGNES

De nombreux autres signes peuvent toucher tous les appareils, systèmes ou organes.

On peut rencontrer :

• des troubles généraux :

– fatigue, faiblesse, baisse d'endurance,

– perte d'appétit ou boulimie de chocolat ou d'autres mets sucrés, troubles de la soif, envie d'alcool,

– hyperactivité ménagère, agitation psychomotrice, maladresse, plus grande prédisposition aux accidents ;

• des troubles des règles : cycles courts, règles allongées, règles plus abondantes, caillots, douleurs de règles (algoménorrhée ou mal nommée dysménorrhée) ;

• des troubles digestifs : nausées, vomissements, constipation, diarrhées, digestion difficile, parfois en rapport avec une inflammation du côlon ;

• des troubles neurologiques : vertiges, céphalées, migraines ;

• des troubles cardiovasculaires tels que des palpitations ;
• des troubles ORL : maux de gorge, impressions d'angine, rhinite, modification de la voix et des muqueuses nasales, donc de l'odorat ;
• des troubles pulmonaires : asthme, oppression au niveau du thorax, essoufflement ;
• des troubles dermatologiques : acné, furoncles, herpès buccal et génital, eczéma, séborrhée, urticaire ;
• des troubles urinaires : envies d'uriner fréquentes, aggravation des troubles de la continence (envies fréquentes, incontinence urinaire d'effort), infections urinaires (urétrite, cystite), diminution du volume des urines ;
• des troubles vulvo-vaginaux : inflammations[8], sécheresse des muqueuses génitales, sensation de mycose ou véritable mycose, herpès génital ;
• des troubles musculo-squelettiques : douleurs musculaires, tendineuses et articulaires, contractures musculaires, raideur ;
• plus rarement des troubles thyroïdiens (hyperthyroïdie plus souvent qu'hypothyroïdie), des troubles oculaires (conjonctivite), des troubles allergiques, l'aggravation d'une spasmophilie préexistante...

Il existe également un signe appelé « dysménorrhée » membraneuse qui peut être présent en cas de syndrome prémenstruel par hyperprogestéronémie. La totalité de

8 Pour lutter contre les sensations d'inflammation vulvo-vaginale : se laver matin et soir avec un savon surgras doux, se laver après les rapports sexuels, dormir sans culotte. L'huile de millepertuis, *Hypericum perforatum*, en application externe et interne avec le doigt traite l'inflammation et la sécheresse des muqueuses.

la muqueuse de l'utérus s'expulse en une fois, dans un contexte de fortes douleurs. Un taux trop élevé de progestérone serait en cause :

- soit en raison de la prise de pilules œstro-progestatives ou de macroprogestatifs avec une dominance en progestérone ;
- soit à cause d'un dysfonctionnement hormonal – production augmentée des gonadotrophines FSH et LH par l'hypophyse – ou d'une hypersécrétion de progestérone par le corps jaune.

ALLERGIE : LE SPM PEUT ÊTRE UN FACTEUR AGGRAVANT

Certaines femmes constatent l'apparition ou l'aggravation de signes allergiques prémenstruels : œdème de Quincke, asthme, toux, rhinite, conjonctivite, urticaire, eczéma, migraines, épilepsie... Ceci serait dû à une perturbation prémenstruelle du pouvoir antihistaminique du sérum ou à une augmentation d'agents favorisant l'inflammation. Ce, surtout en cas de carence en acides gras polyinsaturés (AGPI) et/ou en antioxydants comme les polyphénols que l'on trouve dans les fruits et les légumes.

Les signes neuropsychiques

Les manifestations psychiques sont très variables, pouvant aller de banals troubles de l'humeur à des troubles psycho-comportementaux graves imposant d'urgence une prise en charge spécialisée.

LES TROUBLES DE L'HUMEUR

Il peut s'agir simplement de discrètes variations de l'humeur, succédant à une fréquente sensation de bien-être autour de la période d'ovulation, sans grande conséquence sur le quotidien et facilement reconnues et maîtrisables.

Mais la situation peut devenir plus invalidante, avec :

• humeur changeante, irritabilité, agressivité, intolérance, recherche de polémiques, susceptibilité, mouvements de colère irraisonnée accompagnés ou non de violence physique ;

• crises de larmes, attaques de panique, état dépressif, nervosité, anxiété, pessimisme, idées noires, perte de confiance en soi ;

• retrait social, perturbation du comportement social (tant au niveau de la famille que du travail, et de manière générale de l'environnement).

LES TROUBLES DE LA LIBIDO

Fréquemment augmentée au moment de l'ovulation en raison du taux important d'œstrogènes, la libido diminue souvent en deuxième partie du cycle. Toutefois, certaines femmes connaissent, au contraire, un regain de désir avant les règles.

LES TROUBLES DU SOMMEIL

Il peut s'agir d'insomnie ou d'hypersomnie, de cauchemars, ou encore de somnolence.

LES TROUBLES COGNITIFS

Ils regroupent des difficultés à fixer l'attention, à se concentrer, des troubles de la mémoire, une réduction générale des aptitudes cognitives.

LES TROUBLES DU COMPORTEMENT SANS GRAVITÉ

Deux frénésies bien différentes peuvent affecter la femme. L'une est bénéfique pour la maison, une frénésie de ménage, de rangement, de réaménagement ! L'autre n'est pas forcément bénéfique pour le porte-monnaie, puisqu'il s'agit d'une envie irrépressible de faire du shopping, parfois au-dessus de ses moyens !

LES TROUBLES COMPORTEMENTAUX GRAVES

Il s'agit alors plus souvent de pathologies psychiatriques qui existaient déjà chez la femme et qui vont être majorées ou déstabilisées en période prémenstruelle : dépression chronique aggravée, augmentation des tentatives de suicide chez des femmes prédisposées, augmentation des hospitalisations en urgence psychiatrique.

Le désordre dysphorique prémenstruel (PMDD) est une forme sévère du SPM, qui bouleverse totalement la vie de la femme par la gravité des symptômes psychiques. Il affecterait moins de 5 % des femmes. Un lien a été établi avec des antécédents familiaux et personnels de bipolarité (psychose maniaco-dépressive). Les troubles majeurs du comportement sont à leur apogée le premier jour des règles et les deux jours qui les précèdent.

AI-JE BIEN UN SPM ?

Lors de l'entretien avec votre médecin, celui-ci, afin de vérifier qu'il s'agit bien d'un SPM, va vous poser un certain nombre de questions concernant vos symptômes et leur caractère cyclique par rapport aux règles.

Aucun examen complémentaire n'est utile ou probant. Nul examen biologique ne peut caractériser le SPM. Un bilan sanguin hormonal n'a pas d'intérêt ici. L'examen clinique est normal.

Vous pouvez également faire une autoévaluation sur une grille pendant au moins trois cycles en notant les divers symptômes :

- C pour céphalées, maux de tête ;
- S pour seins gonflés et/ou douloureux ;
- D pour dépression ;
- I pour irritabilité ;
- R pour rétention d'eau ;
- F pour fatigue.

Quantifiez-les (+ minime, ++ moyen, +++ sévère) en fonction des jours du cycle. Vous êtes la seule à même de formuler, selon l'intensité et le nombre de symptômes, si vous avez envie de prendre un traitement ou non. Votre partenaire peut parallèlement remplir une grille dans le but de faire une comparaison.

Remettre cette évaluation permet de confirmer le SPM, de mettre en place votre traitement et d'affiner la thérapeutique sur plusieurs cycles.

Les conséquences du SPM

Le syndrome prémenstruel peut avoir des répercussions importantes.

• sur votre vie personnelle : perturbations de la vie affective, fatigue physique et psychique, baisse des performances sportives, augmentation des épisodes dépressifs, des tentatives de suicide ;

• sur vos activités professionnelles : baisse de la concentration, de la performance, diminution de la rentabilité, conflits ou difficultés relationnelles, arrêts de travail, absentéisme.

Sachez que trois quarts des femmes interrogées considèrent ces troubles comme naturels et que seulement moins de la moitié d'entre elles consulte un médecin. Et pourtant il existe des solutions thérapeutiques.

CHAPITRE 3

CLASSIFICATION

La classification permet d'une part de ne pas s'inquiéter face aux situations physiologiques de SPM et d'autre part de faire le choix de la meilleure thérapeutique à mettre en place.

Classification selon les conditions d'apparition

LES SPM « PHYSIOLOGIQUES » DE LA PUBERTÉ ET DE LA PRÉMÉNOPAUSE

Ils sont associés à un déséquilibre hormonal naturel qui a souvent lieu chez la jeune fille lorsque débutent les cycles et chez la femme mûre avant la ménopause (lire page 24).

- À la puberté, l'ovaire commence par sécréter des œstrogènes pendant plusieurs cycles avant de mettre en place des cycles ovulatoires avec production de progestérone.
- À la préménopause, l'ovaire cesse progressivement de sécréter de la progestérone sur une période de trois à cinq ans afin de ne plus produire d'œstrogènes, situation qui aboutit à l'arrêt des cycles, donc à la ménopause.

La jeune fille, comme la femme préménopausée, subit une situation dite physiologique (c'est-à-dire normale) d'**hyperœstrogénie** ou de dominance en œstrogènes, relative par insuffisance de progestérone, ce qui, comme on l'a vu plus haut, peut induire un syndrome prémenstruel. Les signes prédominants sont : œdème, ballonnements, douleurs des seins, agressivité et tension psychique. Ses modalités collent au contexte d'une aggravation avant les règles et d'une amélioration après les règles.

	SÉCRÉTION D'ŒSTROGÈNES	SÉCRÉTION DE PROGESTÉRONE
Puberté	+ dominance	-
Préménopause	+ dominance	-

LE SPM « PATHOLOGIQUE » LIÉ AU VÉCU ÉMOTIONNEL

Entre la fin de la puberté et le début de la préménopause, le syndrome dépend davantage du vécu émotionnel au quotidien.

On sera face le plus souvent à une situation de dominance en œstrogènes et parfois au contraire de dominance en progestérone.

	SÉCRÉTION D'ŒSTROGÈNES	SÉCRÉTION DE PROGESTÉRONE
Cycle menstruel perturbé	+ dominance	-
Cycle menstruel perturbé	-	+ dominance

LE SPM PROVOQUÉ PAR UNE PILULE OU UN TRAITEMENT HORMONAL MAL DOSÉ

Il est induit par la prise de divers traitements hormonaux mal dosés ou mal adaptés. Il peut s'agir :

- d'une pilule œstro-progestative ou microprogestative,
- d'un traitement hormonal progestatif,
- d'un stérilet à la progestérone,
- d'un traitement hormonal œstro-progestatif de la ménopause.

Ces traitements génèrent plus souvent une dominance en œstrogènes, cependant ils peuvent parfois entraîner une dominance en progestérone (voir tableau ci-dessous).

	ŒSTROGÈNES	PROGESTÉRONE
Pilule œstro-progestative ou microprogestative mal dosée	+ dominance	-
	-	+ dominance
Traitement hormonal progestatif mal dosé	+ dominance	-
	-	+ dominance
Stérilet à la progestérone	+ dominance	-
	-	+ dominance
Traitement hormonal œstro-progestatif de ménopause mal dosé	+ dominance	-
	-	+ dominance

Ces phénomènes de dominance sont la conséquence d'un déséquilibre dans un sens ou dans un autre, provoqué par l'imprégnation hormonale médicamenteuse.

Les signes prédominants de l'hyperœstrogénie vraie ou relative sont : œdème, ballonnements, douleurs des seins, agressivité et tension psychique.

Les signes prédominants de l'hyperprogestéronémie vraie ou relative avec hypo-œstrogénie sont : céphalées, migraines, lombalgies, syndrome dépressif, repli sur soi.

Classification selon l'intensité du syndrome

En fonction du nombre de symptômes ressentis, de leur durée et de leur intensité, le SPM sera qualifié de léger à sévère.

SPM LÉGER

C'est le plus fréquent. Les femmes présentent quelques symptômes, variables, peu gênants, quelques jours dans le cycle.

SPM SÉRIEUX

Il touche 10 % des femmes. Elles présentent au moins cinq symptômes différents (lire page 34). Un traitement s'impose car la situation perturbe le quotidien tant au niveau physique que psychique.

SPM SÉVÈRE

Il affecte environ 5 % des femmes pour lesquelles la vie est un enfer du fait de l'intensité, du nombre et de la quasi-permanence des symptômes.

Classification du Dr Guy Abraham

Le Docteur Guy Abraham est un médecin anglo-saxon qui a proposé de diviser le SPM en quatre sous-groupes selon le type de symptômes :

- **type A comme Anxiété** : prédominance d'irritabilité, de troubles de l'humeur ;
- **type H comme Hydratation** : prédominance de gonflement, de rétention d'eau ;
- **type C comme *Craving*** (en anglais « désir ardent d'aliments sucrés ») : prédominance de fringales, envies d'aliments sucrés avec malaises, faiblesses ;
- **type D comme Dépression** : prédominance de tristesse, d'envies de pleurer, de confusion et, dans le pire des cas, d'idées suicidaires.

Facteurs de risque et évolution

L'évolution du syndrome prémenstruel et sa gravité sont rythmées par les événements de la vie psychoaffective et les épisodes de la vie hormonale de la femme.

Le syndrome prémenstruel apparaît généralement soit progressivement au cours des cycles menstruels soit à la suite de circonstances déclenchantes : choc psychologique, affectif, accident de la route, deuil, etc.

Il faut savoir que tous les événements de la vie gynécologique sont susceptibles de déclencher ou majorer un SPM : accouchement, dépression du post-partum, chirurgie gynécologique, fausse couche, avortement, grossesse extra-utérine, endométriose, kystes ovariens, infection génitale, etc.

LES 4 TYPES DE SYNDROME PRÉMENSTRUEL SELON LE DR ABRAHAM : LES SIGNES	
A	Tension nerveuse
	Sautes d'humeur
	Irritabilité
	Anxiété
	Insomnies
H	Gain de poids
	Gonflement des extrémités, mains et pieds
	Gonflement, sensibilité des seins
	Gonflement, sensibilité du ventre
C	Maux de tête
	Fringale pour les sucreries
	Appétit augmenté
	Palpitations
	Fatigue
	Etourdissements
	Evanouissements
D	Dépression
	Manque de mémoire
	Pleurs
	Confusion
	Troubles du sommeil

Le tabac, l'alcool, le café, le manque de sommeil, l'absence d'activité physique, une alimentation déséquilibrée, l'obésité, la maladie, des conflits, le stress constituent également des facteurs de risque du syndrome prémenstruel.

Aucune théorie ne peut actuellement, à elle seule, expliquer l'ensemble des troubles constatés. On dénombre aujourd'hui une dizaine d'hypothèses différentes expliquant les causes du SPM. Il est en réalité très probable que-plusieurs facteurs (hormonaux, nutritionnels et neuro-hormonaux) interagissent. Voyons maintenant lesquels.

CHAPITRE 4

CAUSES HORMONALES

Les différents niveaux de régulation hormonale

Ne serait-ce qu'au plan neuroendocrinien, il existe plusieurs niveaux de régulation hormonale. Le système endocrinien est constitué de diverses glandes qui sécrètent des hormones dans le sang. Ces hormones sont comme des messagers chimiques destinés aux organes et agissent sur de nombreuses fonctions dans l'organisme. L'hypophyse à la base du cerveau est sous la dépendance de l'hypothalamus. On parle d'axe hypothalamo-hypophysaire. L'hypothalamus est en fait le véritable chef d'orchestre : il fait le lien permanent entre les neuromédiateurs du cortex cérébral, le système nerveux et le système endocrinien. Les hormones sécrétées par les glandes dites endocrines (thyroïde, ovaires, surrénales, pancréas...) ont la possibilité d'agir sur leur propre production en la modulant par un mécanisme appelé rétrocontrôle hormonal.

Peuvent donc être impliqués : cortex cérébral, hypothalamus, hypophyse, ovaires et aussi thyroïde et glandes surrénales.

La perturbation de base des différentes composantes du syndrome prémenstruel est liée à la rétention d'eau dans des tissus situés à différents endroits du corps :

- au niveau mammaire : douleurs et gonflements des seins,
- au niveau cérébral : manifestations neuropsychologiques,
- au niveau intestinal : troubles abdomino-pelviens.

Le SPM, par définition, est manifestement lié au cycle menstruel et apparaît plus particulièrement à partir de l'ovulation jusqu'aux règles suivantes. Nous avons vu que lors de cette deuxième partie du cycle, appelée phase lutéale, la sécrétion d'œstrogènes – qui était haute en phase folliculaire – chute puis remonte un peu et celle de la progestérone augmente. En l'absence de conception, les taux d'œstrogènes et de progestérone s'écroulent et les règles se déclenchent (voir schéma page 26).

Ces variations hormonales ne sont pas sans conséquences sur l'état physiologique de la femme car les œstrogènes et la progestérone ont des effets sur la rétention d'eau et sur l'humeur. Et ces effets sont antagonistes.

Les œstrogènes favorisent, *via* la stimulation d'aldostérone[9], la rétention d'eau, par une augmentation de la perméabilité des vaisseaux. La progestérone compense cet effet par une action inverse dite « antiœstrogènes » (lire page 23). Au niveau du comportement, les œstrogènes favorisent l'excitation alors que la progestérone est relaxante.

---

9 L'aldostérone est une hormone sécrétée par la corticosurrénale qui joue un rôle important dans la régulation de la pression artérielle et l'équilibre entre le sodium et le potassium.

On comprend ainsi qu'une anomalie de sécrétion de ces hormones ou du rapport œstrogènes/progestérone puisse générer des œdèmes, des gonflements, de la congestion et des troubles de l'humeur.

La théorie de l'hyperœstrogénie ou de la dominance en œstrogènes

Les œstrogènes et la progestérone sont normalement sécrétés de manière équilibrée. Mais il peut arriver que l'œstrogène prenne le dessus sur la progestérone. On parle alors d'hyperœstrogénie. Deux types d'hyperœstrogénie existent : l'hyperœstrogénie relative et l'hyperœstrogénie vraie (voir les symptômes page 40).

- Si la sécrétion d'œstrogènes est normale et celle de progestérone insuffisante (hypoprogestéronémie), on parle d'**hyperœstrogénie relative**.
- Si la sécrétion d'œstrogènes est augmentée et celle de progestérone normale, on parle d'**hyperœstrogénie vraie**.

HYPER-ŒSTROGÉNIE	SÉCRÉTION D'ŒSTROGÈNES	SÉCRÉTION DE PROGESTÉRONE
Relative	normale	diminuée
Vraie	augmentée	normale

Un climat d'hyperœstrogénie induit une baisse de magnésium. Celle-ci est responsable notamment d'une augmentation des signes de stress et d'une rétention d'eau par les tissus. Ceci justifie la prise fréquente de magnésium.

L'hyperœstrogénie peut être la conséquence d'une insuffisance de détoxication au niveau du foie. Celui-ci joue un rôle important dans l'élimination des œstrogènes endogènes (sécrétés par l'organisme) et exogènes (provenant des pilules ou des traitements hormonaux ou de l'environnement). Lorsque les systèmes enzymatiques de détoxication du foie sont débordés ou perturbés, il y a accumulation de substances néfastes pour la santé, notamment de certaines molécules œstrogéniques.[10]

La perturbation hormonale de l'équilibre œstrogènes-progestérone n'est pas visible sur un bilan hormonal, les taux circulants d'hormones dans le sang étant normaux. En effet, ce ne sont pas forcément des déséquilibres dans les concentrations d'hormones dosables qui seraient en cause. Des modifications de la sensibilité, voire même de la densité des récepteurs hormonaux et des récepteurs à certains neuromédiateurs comme la sérotonine – eux-mêmes étant contrôlés par les hormones stéroïdiennes ovariennes – à la surface des cellules, pourraient être responsables des diverses manifestations du syndrome prémenstruel.

Cette situation de dominance en œstrogènes est fréquemment, mais pas toujours, impliquée dans la genèse du syndrome prémenstruel.

Le gattilier, *Vitex agnus castus*, est un phyto-progestagène : il augmente le taux de progestérone en phase lutéale lorsqu'il est insuffisant.

---

10 Métabolites des œstrogènes 4 et 16 alpha-hydroxylés (voie des mauvais œstrogènes), ils augmentent les risques de cancer du sein.

La théorie de l'hyperprogestéronémie

Le phénomène de **dominance en progestérone**, appelé aussi hyperprogestéronémie (niveau élevé de progestérone), est là aussi plus souvent **relatif** (la sécrétion d'œstrogènes est diminuée – hypo-œstrogénie – et celle de la progestérone est normale) que **vrai** (la sécrétion d'œstrogènes est normale et celle de la progestérone est augmentée). Nous avons parlé des symptômes à la page 40.

Ce phénomène doit donc être compris à l'inverse du précédent. Ceci permet d'expliquer pourquoi les traitements progestatifs ne soignent pas tous les SPM.

HYPER-PROGESTÉRONÉMIE	SÉCRÉTION D'ŒSTROGÈNES	SÉCRÉTION DE PROGESTÉRONE
Relative	diminuée	normale
Vraie	normale	augmentée

Le rôle de l'aldostérone

Dans le foie, une enzyme, la rénine, dégrade l'angiotensinogène, une protéine du sang, pour former l'angiotensine. Cette dernière stimule la sécrétion d'aldostérone, une substance responsable de l'augmentation de la pression artérielle et de la diminution du diamètre des vaisseaux.

Sous l'influence du système rénine-angiotensine, l'aldostérone joue un rôle dans la réabsorption du sodium et l'excrétion du potassium au niveau du rein. La sécrétion d'aldostérone suit un cycle et est plus importante la semaine précédant les règles. Liée à l'activité de chaque individu, elle est impactée par les phénomènes émotionnels.

L'aldostérone est impliquée dans le SPM par le biais d'une perturbation du rapport progestérone/aldostérone en deuxième partie de cycle. La progestérone endogène a une action dite « anti-aldostérone » alors que les œstrogènes stimulent sa sécrétion. Une augmentation de la sécrétion d'aldostérone induit l'apparition d'un œdème qui peut concerner tous les tissus.

Le rôle de la prolactine

Physiologiquement, cette hormone sécrétée par l'hypophyse régule la fréquence et l'amplitude de la production pulsatile de LHRH (GnRH), l'hormone hypothalamique. Elle module les taux circulants de FSH (hormone folliculostimulante) et de LH (hormone lutéinisante), les hormones hypophysaires. La prolactine est contrôlée par l'hypothalamus, les ovaires et la thyroïde. Elle est sous la dépendance d'un neurotransmetteur, la dopamine, elle-même en lien avec le magnésium et la vitamine B6.

Les situations d'hyperprolactinémie (niveau élevé de prolactine) peuvent être liées – en dehors d'une tumeur de l'hypophyse – au stress, à une hypothyroïdie ou à la prise de neuroleptiques, de morphiniques et aussi de pilules œstro-progestatives. Cette situation induit des troubles de l'axe hypothalamo-hypophysaire générant ou majorant un SPM ainsi que des altérations de la fertilité. Cette augmentation de la prolactine peut être méconnue car uniquement nocturne (augmentation du pic physiologique nocturne au cours du sommeil profond), on la dit latente. Elle est donc difficile à mettre en évidence sur un plan biologique. Les taux de prolactine sont normaux le jour et élevés la nuit. Cette hyperprolactinémie se confirme lors de tests de stimulation par la TRH.[11]

Le gattilier a une action antiprolactine par l'intermédiaire de certains récepteurs à la dopamine de l'axe hypothalamo-hypophysaire. **L'artichaut, la mélisse et le lycope d'Europe** freinent eux aussi la prolactine.

Le rôle de la mélatonine

La mélatonine est une hormone qui contrôle les rythmes biologiques (sommeil, activité, repos). Un dérèglement du rythme de sécrétion de la mélatonine expliquerait les troubles du sommeil qui peuvent précéder les règles.

L'horloge biologique peut être perturbée plus particulièrement chez les femmes travaillant de nuit ou faisant des déplacements fréquents avec d'importants décalages horaires, et ceci concerne notamment le personnel aérien naviguant.

Il semble qu'il y ait une avance des rythmes de sécrétion de la mélatonine au cours de la phase lutéale avec un retard du pic nocturne de sécrétion, une amplitude de la

11 La TRH ou thyréolibérine, hormone hypothalamique, stimule la TSH, hormone hypophysaire, permettant la synthèse des hormones thyroïdiennes par la thyroïde. La TRH stimule aussi la sécrétion de la prolactine. Le test à la TRH consiste à injecter de la TRH puis à doser la prolactine ; il permet devant une hyperprolactinémie de déterminer si la cause est hypophysaire ou non.

courbe plus resserrée avec un début de sécrétion plus tardif et un arrêt plus précoce. Le taux global de mélatonine est diminué. Cette perturbation semble être en lien avec l'augmentation de la température basale après l'ovulation. La phase folliculaire n'est pas affectée.

Le rôle du cortisol et des hormones thyroïdiennes

Il existe une compétition directe entre le cortisol et la progestérone au niveau de leurs récepteurs communs, au profit du cortisol. Ainsi dans des situations majeures de stress, les récepteurs sont occupés par le cortisol empêchant la progestérone de se fixer et d'entrer en action. Ceci explique le lien direct entre le stress et l'insuffisance lutéale, le cortisol étant « l'hormone du stress ». En cas de SPM, un pic de cortisol différent, plus élevé, a été observé.

De la même façon, il y a une relation d'interdépendance entre le cortisol et les hormones thyroïdiennes. Lors d'un SPM, on retrouve souvent des déséquilibres de la thyroïde : hyper ou hypothyroïdie, avec parfois une carence en iode[12].

Le rôle des perturbateurs endocriniens et des médicaments hormonaux

Ils peuvent être responsables d'une hyperœstrogénie vraie et participer à la survenue du SPM ou d'autres maladies causées par des modifications hormonales :

12 Cette carence en iode peut se dépister par une iodurie des 24 h, mesure de l'iode dans les urines de 24 h.

- **les xéno-œstrogènes (ou xénobiotiques)** de l'environnement sont des molécules industrielles (certains pesticides dont le DDT toujours rémanent, les dioxines, le bisphénol A, les parabènes, certains additifs alimentaires, certains détergents). Ces perturbateurs endocriniens ont un fort pouvoir œstrogénique, majoré par leur multiplication et par l'accumulation de métaux lourds (plomb, mercure, etc.) dans l'organisme. D'autres perturbent la thyroïde (perchlorate, retardateurs de flammes PBDE) ; les phtalates ont une action antiandrogénique.
- **la prise d'hormones de synthèse** (contraception œstroprogestative ou microprogestative, progestatifs, stérilet à la progestérone, traitement hormonal de la ménopause) même s'ils bloquent le cycle peuvent générer un déséquilibre et des signes de SPM.
- **la présence de résidus** de ces hormones œstro-progestatives de synthèse à des doses conséquentes dans les nappes d'eau souterraines, les lacs, les rivières puis les eaux de boisson ne peut être sans incidence sur la santé des femmes, des hommes et des enfants ; leurs effets couplés à ceux d'autres perturbateurs endocriniens industriels sont manifestes et bien étudiés : féminisation des poissons et d'animaux mâles et chez l'être humain, baisse de la fertilité, malformations, cancers…

CHAPITRE 5

AUTRES ACTEURS DU SPM

Les neurotransmetteurs cérébraux

Ces molécules sont des messagers qui assurent la transmission des informations d'un neurone à l'autre. On sait que leurs effets sur les neurones peuvent être modulés par certaines hormones.

L'hypothèse la plus récente impliquant ces molécules dans le SPM se base sur l'implication potentielle d'une anomalie de la sensibilité des récepteurs des neurotransmetteurs cérébraux aux hormones ovariennes.

On a en effet observé qu'il existait un trouble de la régulation de certains neurotransmetteurs appelés opioïdes (comme la bêta-endorphine impliquée dans la modulation de la perception de la douleur) chez les femmes souffrant de syndrome prémenstruel.

Cette anomalie de sensibilité pourrait être majorée par des facteurs psychiques.

Chez elles, les opioïdes endogènes, c'est-à-dire ceux présents naturellement dans l'organisme, subissent physiologiquement l'influence de la progestérone en deuxième partie de cycle, et induisent une baisse de la fréquence de la pulsatilité de la sécrétion de LHRH[13].

Le gattilier, en se fixant sur les récepteurs aux opioïdes mime l'action de la bêta-endorphine naturelle et par ce biais régule le cycle et améliore le syndrome prémenstruel.

D'autres neuromédiateurs comme la sérotonine pourraient être également impliqués dans le SPM. Ce neuromédiateur de l'humeur agit en effet en interdépendance avec les hormones ovariennes.

Comme sa synthèse dépend de l'apport en un acide aminé appelé tryptophane, des signes de SPM apparaissent rapidement en cas de carence en celui-ci[14].

Une déficience en GABA, principal neurotransmetteur inhibiteur du cerveau qui régule son excitabilité, a également été observée dans le syndrome prémenstruel.

Les troubles du métabolisme des sucres

Une hypoglycémie se manifeste souvent avant les règles avec des envies impérieuses de sucre et d'aliments sucrés. Ceci induit un excès d'adrénaline qui perturbe l'action de la progestérone.

---

13 La sécrétion physiologique de la LHRH (ou GnRH) se fait de manière pulsatile par décharges intermittentes. Ce caractère pulsatile est essentiel pour le bon déroulement du cycle.

14 Les allopathes proposent dans cette indication, la prescription d'inhibiteurs sélectifs de la recapture de la sérotonine. Les micronutritionnistes prescrivent du tryptophane.

Le tabac

La nicotine de la cigarette et la cotinine (la molécule issue de la dégradation de la nicotine) ont une action qui empêche la transformation naturelle des hormones androgènes (hormones mâles) en œstrogènes ce qui pourrait jouer un rôle dans l'apparition d'un SPM.

Ces deux molécules augmentent également la production des androgènes par les glandes surrénales ce qui conduit à une hypo-œstrogénie et à un niveau élevé d'hormones mâles (hyperandrogénie responsable de signes de masculinisation, cheveux gras, chute des cheveux, acné, poils inesthétiques, etc.).

La sécrétion hypophysaire de prolactine, d'hormone antidiurétique (vasopressine) et d'hormone de croissance (somatotrophine ou GH) est par ailleurs augmentée par le tabac.

Il semble beaucoup plus difficile pour les femmes de stopper le tabac en période prémenstruelle, le syndrome de manque étant majoré à ce moment-là. Le cycle menstruel ne peut qu'être affecté par ces désordres hormonaux induits par le tabac.

Les facteurs nutritionnels

Le magnésium et la vitamine B6 sont indispensables à la synthèse de certains neurotransmetteurs : dopamine, sérotonine, noradrénaline, et à celle des acides gras essentiels (AGE) qui sont nécessaires à la constitution de certaines prostaglandines, des médiateurs chimiques ayant de multiples effets physiologiques, notamment sur les vaisseaux sanguins et l'utérus (lire pages 89, 90).

La prostaglandine E1 (PgE1) est par exemple bénéfique par son action relaxante. La prostaglandine E2 (PgE2), molécule pro-inflammatoire et les thromboxanes prothrombiques sont responsables des douleurs de règles.

Une carence peut également être à l'origine de la formation d'œdèmes, car les prostaglandines agissent sur la perméabilité des petits vaisseaux sanguins, les vaisseaux capillaires, et sur la production de catécholamines (adrénaline, noradrénaline, dopamine) et de bêta-endorphines.

Par ailleurs, une carence en AGE, en agissant sur les membranes cellulaires, entraînerait une modulation de la libération des hormones ainsi que de leurs effets cellulaires à l'origine de certains types de SPM.

Le rapport magnésium/calcium est souvent abaissé dans le syndrome prémenstruel. Le calcium dont l'absorption intestinale est favorisée par la vitamine D joue un rôle dans le métabolisme des œstrogènes, donc dans l'équilibre œstrogènes-progestérone

C'est sur la prostaglandine E2 et les thromboxanes qu'agissent **les huiles d'onagre et de bourrache** (lire page 118).

La candidose chronique

Cette mycose fréquente après les grossesses, fait suite, le plus souvent, à la prise d'antibiotiques et/ou de cortisone, de contraceptifs oraux ou de médicaments immunosuppresseurs. Elle résulte d'une colonisation du tube digestif et, très souvent, du vagin par une levure, le *Candida albicans*. Divers symptômes physiques et psychiques s'installent, aggravés par l'ingestion de sucres rapides et de produits fermentés. Les principaux signes sont : une fatigue intense, une fragilité émotionnelle, des douleurs au niveau des articulations, des infections vaginales, des troubles digestifs (brûlures, ballonnements, douleurs, inconfort, diarrhée, constipation). Le SPM est cité comme pouvant découler d'une candidose chronique. Nous verrons dans la partie « Traitements », quelles approches naturelles permettent de remédier à ce type d'infection.

Le syndrome d'hyperperméabilité intestinale

Cette atteinte de la muqueuse et de la flore intestinales est une maladie de nos temps modernes qui met en danger notre système immunitaire (70 % de nos cellules immunitaires sont intestinales). Stress, alimentation déséquilibrée et industrielle, pollutions diverses, médicaments (antibiotiques et anti-inflammatoires, anesthésiques, chimiothérapies...), alcool, infections virales et bactériennes, candidoses chroniques, certains aliments (gluten, lactose, œufs) sont autant de causes de la perte d'étanchéité de la barrière intestinale. Des molécules étrangères passent de l'intestin vers le sang et engendrent une inflammation chronique et des réactions immunitaires à l'origine de maladies auto-immunes, allergiques, inflammatoires et de pathologies dites d'encrassage. Ce passage serait majoré au moment de l'ovulation, provoquant une crise prémenstruelle d'élimination des toxines. Nous verrons dans la partie 2 « Traitements » comment remédier à ce syndrome.

Sont aussi en cause dans le SPM…

LES FACTEURS FAMILIAUX

Les femmes ont davantage tendance à souffrir du SPM si leur mère ou leur sœur en souffre ou en a souffert aussi. Divers facteurs touchant la famille peuvent interférer : éducatifs, sociaux, nutritionnels… On retrouve un fort pourcentage de SPM (70 %) chez les jeunes femmes dont les mères en ont été affectées.

LES FACTEURS SOCIAUX

Les femmes peuvent être influencées par leur éducation, des données culturelles, religieuses et des croyances par rapport au cycle (par exemple, on a appelé le SPM « syndrome de la sorcière ») qui, dans certaines conditions, peuvent aggraver un SPM.

LA GÉNÉTIQUE

On observe davantage de SPM chez les vraies jumelles que chez les fausses ce qui suggère qu'il existe probablement des facteurs génétiques.

L'INFLUENCE DE LA LUNE

Le cycle menstruel de 28 jours de la femme et le cycle lunaire de 29 jours ont souvent été mis en parallèle ; certaines femmes disent qu'elles ont leurs « lunes » lorsqu'elles ont leurs règles. Le SPM serait plus ou moins fort selon les phases de la lune en raison de la variation de la puissance du rayonnement électromagnétique : en lune croissante et à la pleine lune, un fort rayonnement induirait un dérèglement de l'hypothalamus, une dilatation des vaisseaux sanguins et de l'œdème ; en lune décroissante, le rayonnement étant plus faible, le fonctionnement de l'hypothalamus se normaliserait, la vasodilatation et l'œdème disparaîtraient.

LES ÉMOTIONS

Le rôle du psychisme et du système nerveux est évident dans la survenue du syndrome prémenstruel. Toute situation émotionnelle négative, mal ou non gérée, est susceptible de perturber le fonctionnement complexe du système de régulation hormonale faisant intervenir des structures cérébrales, des glandes sécrétant des hormones (corticosurrénale, thyroïde...), les ovaires, et les centres de gestion du métabolisme et des différentes fonctions de l'organisme (qui gèrent la digestion, la dilatation des vaisseaux sanguins) tant celles-ci fonctionnent en interactions les unes avec les autres.

La prise de conscience des situations ou événements ayant induit l'apparition du SPM, leur verbalisation et leur « re-vécu » émotionnel par diverses techniques (hypnose, EMDR[15], décodage...) conduisent sur le chemin de la guérison.

15 *Eye movement desensitization and reprocessing* ou désensibilisation et reprogrammation par mouvement des yeux.

L'influence des émotions sur l'équilibre hormonal féminin permet de comprendre pourquoi les cycles peuvent se succéder et ne pas se ressembler.

Les causes des 4 grands types de SPM selon la classification du Dr Abraham

SPM-A : ANXIÉTÉ

Une déficience en vitamine B6, substance nécessaire à la synthèse de la dopamine, perturberait la dégradation des œstrogènes par le foie, générant ainsi une hyperœstrogénie.

Cette dominance des œstrogènes serait responsable d'une activation des neurotransmetteurs excitateurs du cerveau (noradrénaline, adrénaline, sérotonine) et d'une diminution de la dopamine, neurotransmetteur inhibiteur.

Un manque de magnésium entraîne également une diminution de la dopamine.

Cette situation est favorisée en cas d'excès de :

- produits laitiers (l'excès de calcium empêcherait l'absorption du magnésium) ;
- sucres raffinés, qui favorisent la fuite de magnésium dans les urines.

SPM-H : ŒDÈMES

La rétention d'eau et de sel dans les tissus est sous l'influence d'un excès d'aldostérone lui-même stimulé par une hyperœstrogénie.

Une diminution de la dopamine serait aussi en cause, car elle stimule l'élimination de l'eau et du sel. Une déficience en vitamine B6, une carence en magnésium entreraient également en jeu.

SPM-C : CRAVING (FRINGALES)

La consommation alimentaire exagérée de sucres rapides (*craving*) serait liée à des phases d'hypoglycémie en relation avec une sensibilité accrue des cellules à l'insuline (l'hormone hypoglycémiante) en phase prémenstruelle.

Des carences en chrome, magnésium, vitamine B6 et prostaglandines E1 issues d'acides gras essentiels (PGE1) seraient des éléments essentiels de cette perturbation métabolique.

Cette situation est favorisée en cas d'excès de sucres raffinés (pain blanc, riz blanc, pâtes, etc.).

SPM-D : DÉPRESSION SOUVENT ASSOCIÉE À L'ANXIÉTÉ (SPM-A)

Un taux élevé de progestérones (hyperprogestéronémie) aurait une action dépressive sur le système nerveux central.

Le plomb pourrait jouer un rôle, en générant une hypoœstrogénie. On sait en effet qu'il existe une contamination par du plomb d'origine industrielle ou dans des habitations insalubres (peintures au plomb).

Cette situation est favorisée en cas de déficience en magnésium et en vitamines C et du groupe B.

LES CAUSES DES 4 TYPES DE SPM SELON ABRAHAM EN RÉSUMÉ	
A	Niveau élevé d'œstrogènes
	Diminution de la dopamine
	Déficience en magnésium
	Déficience en vitamine B6
	Excès de produits laitiers (calcium)
	Excès de sucres raffinés
H	Niveau élevé d'aldostérone
	Niveau élevé d'œstrogènes
	Diminution de la dopamine
	Déficience en magnésium
	Déficience en vitamine B6
	Excès de sucres raffinés
C	Sensibilité accrue des cellules à l'insuline
	Déficience en prostaglandines E1
	Déficience en magnésium
	Déficience en vitamine B6
	Déficience en chrome
	Excès de sucres raffinés
D	Niveau élevé de progestérone
	Niveau faible d'œstrogènes
	Excès de plomb
	Déficience en magnésium
	Déficience en vitamines B

PARTIE 2

TRAITEMENTS

TRAITEMENTS CONVENTIONNELS

Le placebo

Il s'agit d'une gélule ou d'un comprimé ne contenant aucune substance active. Son efficacité dans le SPM n'est pas négligeable. Dans toutes les études, son action est démontrée avec, en moyenne, 15 à 25 % des femmes dont les symptômes sont améliorés. Deux mécanismes psychophysiologiques entrent en jeu : la suggestion et le conditionnement.

Les progestatifs macrodosés

Les gynécologues allopathes ont à leur disposition des médicaments à action progestative qui contiennent tous des molécules de synthèse. Les progestatifs sont les suivants :

- une progestérone bio-identique, micronisée, faussement dite naturelle car identique à celle sécrétée par l'ovaire (Utrogestan® et ses génériques). C'est la molécule prescrite dans les procréations médicales assistées et en début de grossesse. Il existe deux voies d'administration, orale

et vaginale. Cette dernière est préférée car mieux tolérée, elle limite les effets secondaires à type d'hypersomnie et de vertiges ;
• la progestérone dite naturelle sous forme de crème est une progestérone bio-identique issue de la synthèse industrielle (hémisynthèse) ;
• une molécule dérivée, très proche de cette progestérone bio-identique, la 6-déhydrorétroprogestérone (Duphaston® et ses génériques)
• l'acétate de nomégestrol (Lutényl® et ses génériques) ;
• la promégestone (Surgestone® et ses génériques) ;
• l'acétate de chlormadinone (Lutéran® et ses génériques) ;
• la médrogestone (Colprone® et ses génériques).

Le risque d'effets secondaires liés au recours aux progestatifs est important. Il est nécessaire de le prendre en considération : prise de poids fréquente au niveau du ventre, des cuisses, des hanches (3 à 5 kg), modification des règles (arrêt des règles, appelé aussi aménorrhée, ou saignements anormaux pendant le cycle), état dépressif, baisse de la libido, accidents thromboemboliques veineux et artériels, aggravation d'une insuffisance veineuse des membres inférieurs, hypertension artérielle, troubles gastro-intestinaux, insomnie, séborrhée, acné, chloasma (affection bénigne de la peau se manifestant par des taches brunes plus ou moins foncées apparaissant sur le visage), rétention d'eau, ictère cholestatique (jaunisse liée à un défaut d'évacuation de la bile), prurit, etc.

La durée de prescription dans le cycle de ces hormones progestatives est proportionnelle à l'intensité du SPM : du 5e au 24e jour du cycle, du 10e au 24e jour, du 15e au 24e jour, parfois en continu.

Un médicament appelé Precyclan® bénéficiant d'une seule indication, le SPM, a été retiré du marché à juste titre en juillet 2013. Sa composition ne le rendait pas dénué de risques d'effets secondaires. Réservé à l'adulte, il contenait de la médroxyprogestérone comme progestatif, du méprobamate comme tranquillisant (entraînant une dépendance proche de celle des barbituriques) et du bendroflumethiazide comme diurétique.

À SAVOIR

Les molécules à action progestative sont issues, comme toutes les hormones des pilules contraceptives et du traitement hormonal de la ménopause, de la synthèse industrielle à partir de substances végétales, comme les phytostérols de l'insaponifiable de l'huile de soja (*Glycine soja*) ou autrefois la diosgénine provenant du yam (*Dioscorea mexicana*). On parle d'« hémisynthèse ». Mais le yam, qu'il soit consommé par voie orale ou administré par voie percutanée, ne se transformera jamais en progestérone dans l'organisme de la femme[16].

16 L'igname du Mexique, *wild yam*, *Dioscorea mexicana*, riche en diosgénine, n'a pas l'action progestérone revendiquée par certains. La diosgénine doit être considérée comme une phytopréprogestérone. C'est une des matières premières permettant la synthèse industrielle de diverses hormones stéroïdes dont la progestérone. Mais sa transformation dans l'organisme en progestérone n'a pas été démontrée.

La pilule (œstro-progestatifs)

En bloquant l'ovulation avec des œstro-progestatifs, il est possible, selon le type de pilule et la tolérance de chaque femme, de faire disparaître ou d'atténuer le syndrome prémenstruel… mais aussi de l'aggraver ! Certains conseillent la prise de pilule œstro-progestative en continu pour empêcher l'apparition des règles (saignements de privation en fait) mais les effets sur le SPM ne sont pas garantis. Et cette prescription est hors autorisation de mise sur le marché, la pilule ayant comme seule indication la contraception.

Les pilules à la drospirénone (pilules de 4e génération), récemment déconseillées en 1re intention en raison d'une augmentation du risque de maladie thromboembolique, étaient présentées en théorie comme luttant contre la rétention d'eau (*via* le système rénine-angiotensine). Cette propriété n'a pas été confirmée dans la pratique.

La micropilule (progestatifs microdosés)

L'effet contraceptif des progestatifs microdosés est lié à leur action sur la glaire cervicale (située au niveau du col de l'utérus) qui va être modifiée, empêchant la survie et la remontée des spermatozoïdes. La micropilule au désogestrel, progestatif de 3e génération (qui est un facteur de risque d'accident thromboembolique), inhibe l'ovulation en plus de son action sur la glaire.

En cas d'intolérance ou de contre-indication aux œstro-progestatifs, ces molécules, prises en continu, peuvent être proposées malgré des effets secondaires fréquents :

absence de règles, saignements anormaux imprévisibles. Là encore, selon la tolérance de chaque femme, le syndrome prémenstruel peut être amélioré… ou pas !

Le lévonorgestrel, progestatif de 2e génération devrait être préféré en première intention au désogestrel, progestatif de 3e génération, malgré une marge de retard plus courte. Ces molécules (non associées à un œstrogène) ne présenteraient pas de sur-risque thromboembolique, ils sont pourtant contre-indiqués en cas de maladie thromboembolique récente.

Les œstrogènes

Certaines migraines liées aux règles sont améliorées par la prescription de 17-bêta-œstradiol, œstrogène bio-identique, par voie cutanée, la semaine qui précède les règles.

Les stérilets au lévonorgestrel

Ces systèmes intra-utérins au lévonorgestrel libèrent ce progestatif de synthèse à faible dose au quotidien pendant 3 ans pour le Jaydess® (13,5 mg) et 5 ans pour le Mirena® (52 mg[17]). Ils permettent une nette diminution du flux et des douleurs de règles voire même un arrêt de celles-ci. Ils ont une action directe sur le développement de la muqueuse utérine et peuvent perturber l'ovulation. Ce type de stérilet hormonal n'est pas dénué d'effets secondaires :

---

17 Dimensions de Jaydess 28/30mm à préférer chez des nullipares ; dimensions de Mirena 32/32mm.

prise de poids, œdèmes, douleurs abdominales et pelviennes, acné, peau grasse, nervosité, état dépressif, ralentissement psychomoteur, chute de la libido, migraines, cheveux gras, chute des cheveux, inflammation d'une glande au niveau des paupières (chalazion), varicosités, constipation, kystes ovariens, paradoxalement douleurs des seins et plus rarement hirsutisme[18]. Il n'est pas certain qu'il améliore le SPM, il peut même en être à l'origine ou l'aggraver (lire page 39).

Les analogues de la LHRH ou GnRH

Ces molécules qui mettent en situation artificielle temporaire de ménopause sont proposées dans les formes très sévères de SPM. On leur adjoint des œstro-progestatifs de synthèse à faible dose (*add back therapy*[19]) pour réduire les bouffées de chaleur et la sécheresse vaginale[20].

Les antidépresseurs

La prescription d'antidépresseurs de la famille des inhibiteurs spécifiques de la recapture de la sérotonine est réservée aux formes invalidantes et récidivantes des troubles de l'humeur prémenstruels – le SPM dysphorique. Elle se fait en phase lutéale, c'est-à-dire pendant les deux semaines qui précèdent les

18 Ces stérilets hormonaux doivent être retirés en cas de cancer du sein et de maladie thrombo-embolique.

19 Traitement de compensation qui permet de réduire les effets secondaires du traitement sans en réduire les effets bénéfiques.

20 La phytothérapie et l'homéopathie peuvent être proposées avec des résultats identiques.

règles, parfois tout au long du cycle. Il faut rechercher la dose minimale efficace. Ces antidépresseurs peuvent faire apparaître des nausées, une fatigue, une insomnie ou une baisse de la libido. Le traitement est de longue durée en raison des risques fréquents de récidive.

Citalopram (Seropram®), fluoxétine (Prozac®), paroxétine (Deroxat®), sertraline (Zoloft®) sont les molécules les plus prescrites dans cette indication.

En raison des risques de tolérance et de dépendance, les anxiolytiques ne sont pas recommandés au long cours dans cette pathologie.

Les anti-inflammatoires non stéroïdiens (AINS)

Proposés la semaine qui précède les règles et le temps de celles-ci, ils soulagent les douleurs des règles, des seins, les céphalées et les douleurs musculo-squelettiques. Il ne faut pas abuser de ces AINS qui peuvent entraîner une infiltration des tissus par de l'eau (rétention hydrosodée) susceptible d'aggraver une insuffisance cardiaque ou une hypertension artérielle.

Les effets indésirables liés à ces molécules ne sont pas négligeables :

- les troubles digestifs sont fréquents : inconfort gastro-intestinal, nausées, diarrhées, inflammations du côlon (colites), ulcères ;
- des signes neuropsychiques sont possibles : céphalées, vertiges, acouphènes, insomnies, irritabilité ;

- des manifestations cutanées ont été décrites : éruptions, sensibilisation aux UV ;
- des accidents cardiaques leur ont été imputés : thromboses artérielles, infarctus ;
- ils peuvent être toxiques pour les reins.

Ibuprofène (Nurofen®, avec arginine qui réduit le temps d'action Spifen®), acide méfénamique (Ponstyl®), flurbiprofène (Antadys®), naproxène (Naprosyne®) sont les molécules les plus prescrites.

Pour soulager les douleurs des règles, l'efficacité du paracétamol est limitée. Un antispasmodique, le phloroglucinol (Spasfon®), peut être proposé en appoint. L'aspirine est à éviter en raison d'un risque hémorragique.

Les antihémorragiques

L'acide tranexamique (Exacyl®) et l'étamsylate (Dicynone®) permettent de diminuer l'abondance des règles. Conjointement, il est conseillé de prendre du fer la semaine des règles pour éviter la constitution d'une anémie au fil des cycles.

Ces molécules sont contre-indiquées en cas d'antécédents thromboemboliques veineux et artériels (phlébite, paraphlébite, embolie pulmonaire, infarctus du myocarde, accident vasculaire cérébral). De toute façon, il ne faut pas en abuser.

Les diurétiques

Ils favorisent l'élimination des œdèmes tout en limitant la perte de potassium. Ils améliorent les tensions mammaires, favorisent la perte de poids et limitent la transpiration.

La spironolactone (Aldactone®) est la molécule la plus étudiée dans cette indication et est proposée les deux semaines qui précèdent les règles. Au long cours, elle n'est pas dénuée d'effets secondaires notamment hormonaux (prolactine, œstrogènes).

La castration chirurgicale

L'ablation des deux ovaires est une solution radicale qui libère la femme du SPM et la met en situation définitive de ménopause. Elle n'est proposée que dans les formes très sévères chez des femmes ne souhaitant pas ou plus de grossesse.

CHAPITRE 2

INTÉRÊT DES TRAITEMENTS NATURELS

QUEL DOMMAGE DE PRESCRIRE CHEZ LA (PARFOIS toute) jeune fille une pilule œstro-progestative pour un syndrome prémenstruel sans avoir tenté les thérapeutiques naturelles !

Pourquoi cette mode des femmes sans règles ? Pilules en continu, stérilet hormonal même chez les jeunes filles et femmes sans enfant (un stérilet hormonal de petite taille vient de sortir), il y a une véritable volonté (des laboratoires) de supprimer les règles, de bloquer les cycles des femmes.

Avec la pose d'un stérilet au cuivre ou après une ligature des trompes, nombreuses sont les femmes à exprimer leur joie de retrouver leur cycle menstruel. Même s'il s'accompagne d'un SPM !

Face au syndrome prémenstruel, il est souhaitable de proposer en premier lieu des thérapeutiques alternatives. Divers traitements complémentaires peuvent être associés, de façon individualisée et non figée. On pourra les adapter, au bout de quelques cycles, en fonction de l'évolution des symptômes.

La prise en charge du facteur stress reste primordiale, c'est l'élément clé du traitement du déséquilibre hormonal.

En cas d'échec de ces divers traitements naturels ou dans l'urgence d'un SPM invalidant, la prescription d'hormones de synthèse devrait se faire avec le souci d'en limiter la posologie et la durée. Il est tout à fait possible, dans cette optique, d'associer médecine conventionnelle et thérapeutiques naturelles (homéopathie, phytothérapie, nutrithérapie...) pour diminuer la dose et la durée de prise des hormones de synthèse.

Nous allons détailler les différentes possibilités naturelles de vaincre le syndrome prémenstruel.

CHAPITRE 3

MODIFICATIONS DU STYLE DE VIE

Pratiquez régulièrement un exercice physique

La pratique quotidienne d'un exercice physique pendant 30 minutes aide à réduire le stress et l'anxiété, par une action spécifique sur les neurotransmetteurs qui affectent l'humeur, la perception de la douleur et la concentration.

Elle stimule la sécrétion d'endorphines, les molécules du plaisir naturellement présentes dans l'organisme. Elle améliore la circulation veineuse et lymphatique : les liquides du corps sont brassés. Elle provoque la transpiration ce qui permet d'éliminer un certain nombre de toxines liées à l'environnement (pesticides, colorants, etc.).

Marche rapide, natation, vélo, jogging en douceur, gymnastique, aérobic, danse, stretching, Pilates... tout est bon à condition de ne pas trop forcer et de prendre conscience de sa respiration !

LA RESPIRATION ABDOMINALE ANTISTRESS

Cet exercice de respiration abdominale est à effectuer 5 à 10 minutes par jour :

Choisissez un endroit calme, allongez-vous sur le dos confortablement installée.

Fermez les yeux afin de pouvoir tourner votre regard vers l'intérieur.

Prenez conscience des points de contact de votre corps avec le support (dos, tête, mains...).

1/ Bouche fermée, inspirez par le nez en gonflant le ventre. L'air pénètre dans vos poumons, puis votre diaphragme s'abaisse pour laisser à la cage thoracique la place de s'ouvrir au maximum. Ne forcez rien.

Mettez votre main sur votre ventre pour vous assurer qu'il se soulève bien.

2/ Bouche fermée, gardez l'air pendant quelques secondes, 3 à 10 secondes suffisent.

3/ Expirez par la bouche en rentrant le ventre. Videz l'air qu'il contient. Lorsque vos poumons sont pleins, vos muscles abdominaux poussent votre diaphragme vers le haut, l'air est alors expulsé.

L'air doit sortir tout seul, comme un ballon de baudruche qui se dégonfle.

4/ Bouche fermée, restez les poumons vides pendant quelques secondes, 3 à 10 secondes suffisent. Attendez calmement d'avoir envie d'inspirer.

Organisez un repos récupérateur

Il existe un lien direct entre la qualité du sommeil et la capacité à gérer le stress. Le lien se fait par le cortisol. Pour bien gérer son stress, il est important d'avoir un rythme de sommeil régulier. Pour ceci, il faut :

- s'assurer des heures régulières de sommeil ;
- faire de courtes siestes d'environ 15 min dès que l'on se sent fatiguée (récupératrices, elles sont des gages d'équilibre et d'aide pour mieux gérer les stress) ;
- se coucher avant minuit ;
- se lever tous les matins à la même heure.

De plus, il faut privilégier les plantes sédatives et hypnotiques (lire page 100), et éviter de prendre des somnifères.

Allégez votre emploi du temps

Revoir son emploi du temps, mieux l'organiser, voire l'alléger permet d'éviter de se laisser déborder. Ne pas oublier de respirer profondément en cas de stress (lire encadré page 80).

Arrêtez de fumer

L'arrêt du tabac permet de retrouver un équilibre hormonal.

Modifiez votre alimentation

L'expérience montre qu'en modifiant certaines habitudes alimentaires, il est possible de diminuer le risque de SPM.

Il faudra en priorité :
- lutter contre le surpoids ;
- lutter contre la constipation en augmentant sa consommation de fibres alimentaires : fruits, légumes, légumineuses (lentilles, pois chiches), céréales complètes, pain complet ;
- varier son alimentation, l'idéal selon le Pr Michel Massol, un spécialiste de la prévention par la nutrition, étant de consommer 40 aliments différents dans la semaine.

NORMALISER SA GLYCÉMIE

- Augmenter les aliments à index glycémique bas (lire encadré page 83) : fruits, légumes, légumineuses, céréales complètes, pain complet.
- Diminuer ou, mieux, éviter les aliments à index glycémique élevé : sodas, confiseries, viennoiseries, pâtisseries, pains blancs.
- Prendre au moins 3 repas équilibrés par jour, ajouter une collation à 10 et 16 heures en cas d'hypoglycémie, riche en aliments à index glycémique bas : galettes de céréales, barres de graines de lin, etc. Ne sauter aucun repas.

RÉÉQUILIBRER SA CONSOMMATION DE GRAISSES

- Diminuer les quantités de lipides, éviter les graisses saturées (chips, aliments frits, viandes grasses, beurre, produits laitiers) et les graisses trans et hydrogénées riches en facteurs de l'inflammation – prostaglandines de type 2 (viennoiseries, pâtisseries, barres chocolatées).

COMMENT SE CALCULE L'INDEX GLYCÉMIQUE (IG) D'UN ALIMENT

Concrètement, 30 à 45 minutes après un repas, le taux de glucose sanguin passe par un pic avant de retrouver progressivement sa valeur initiale. Pour calculer un index glycémique, on donne à des volontaires 50 g de glucose dilué dans de l'eau : ceci servira de référence (IG = 100). Le glucose sanguin est mesuré toutes les 30 minutes pendant 2 à 3 heures. Cette opération est renouvelée avec une portion de l'aliment à tester contenant 50 g de glucides. En divisant l'aire située sous la courbe glycémique de l'aliment testé par l'aire située sous la courbe de référence, on obtient l'IG. Les portions des aliments testés doivent renfermer le même poids de glucides (amidon + sucres).

Les glucides qui font grimper rapidement et fortement la glycémie ont un IG élevé. Ceux qui ont peu d'influence sur la glycémie ont un IG bas. Entre les deux se trouvent les aliments à IG modéré.

En dessous de 55 on parle d'IG bas, entre 55 et 70 d'IG modéré et au-dessus de 70 d'IG élevé.

Vous trouverez sur le site www.lanutrition.fr les IG de plus de 1 000 aliments.

Vous pouvez également lire *Le Guide des index glycémiques* (Thierry Souccar Éditions) et *100 aliments à index glycémique bas à volonté* (Thierry Souccar Éditions).

- Préférer les viandes blanches aux viandes rouges.
- Rééquilibrer ses apports en graisses en privilégiant :
  – les aliments riches en acides gras mono-insaturés de la famille des oméga-9 : huile d'olive, avocat ;
  – les aliments riches en acides gras polyinsaturés de la famille des oméga-3 : graines de lin, noix, poissons gras (anchois, sardines, maquereaux, harengs, saumon bio), œufs et viandes de la filière Bleu-Blanc-Cœur[21], huiles de colza, de noix ou de cameline qui vont permettre la synthèse de molécules anti-inflammatoires et antiallergiques (prostaglandines de type 1 et 3). Il faut savoir que les graisses animales (graisses de poisson notamment) apportent des oméga-3 de meilleure qualité (acide eicosapentaénoïque ou EPA et acide docosahexaénoïque ou DHA) que les graisses végétales (acide alpha-linolénique ou ALA).
  Une huile de table idéale dans sa composition en oméga-6 et oméga-3 : l'huile Kousmi'Life des laboratoires Phytoquant. Elle contient 35 % d'huile de noix, 20 % d'huile de colza, 20 % d'huile de tournesol, 15 % d'huile de cameline et 10 % d'huile d'olive.
  Remarque : notre alimentation est déjà riche en acides gras polyinsaturés de la famille des oméga-6 (huile de tournesol, de maïs, etc.). Pour améliorer le rapport oméga-6/oméga-3, mieux vaut donc privilégier la consommation d'oméga-3 (colza, poissons gras).

---

21 Viandes d'animaux recevant une alimentation à base de graines de lin riches en oméga 3.

• Consommer des huiles biologiques première pression à froid, les conserver dans de petits flacons au réfrigérateur, si possible après avoir utilisé un système à vide d'air pour les protéger de l'oxydation.

LES 4 RÈGLES SIMPLES POUR AVOIR UN BON ÉQUILIBRE EN ACIDES GRAS

• Utilisez l'huile d'olive pour la cuisson et l'huile de colza pour les assaisonnements
• Évitez l'huile de tournesol
• Consommez des poissons gras deux à trois fois par semaine
• Limitez les aliments riches en graisses saturées (charcuteries, fromages, etc.)
• Si vous n'appréciez pas le poisson gras, vous pouvez avoir recours à des compléments alimentaires riches en acides gras de la famille des oméga-3 :
- huile de poissons : 1 à 2 g/j sous forme de gélules,
- huile de krill (petit crustacé) qui a en plus une action antioxydante et qui contient de la vitamine D.

FAVORISER L'ÉLIMINATION DE L'EAU

• Boire suffisamment : 1,5 litre par jour (surtout ne pas diminuer l'apport hydrique même en cas d'œdème).

• Consommer des aliments diurétiques tels que le jus de citron, l'ail, l'oignon, la laitue, la tomate, la carotte, l'asperge, le céleri, le melon.

• Diminuer le sel pour limiter la rétention d'eau. Le remplacer par des épices et des herbes aromatiques, utiliser le vinaigre, le jus de citron ; éviter la sauce soja, les plats tout prêts et les charcuteries qui sont riches en sel.

DIMINUER OU SUPPRIMER LES ALIMENTS NÉFASTES

• Consommer moins de protéines animales.
• Diminuer voire supprimer les produits laitiers, en tout cas éviter les excès, les préférer issus de l'agriculture biologique et privilégier ceux à base de lait de brebis et de chèvre.
• Diminuer les stimulants tels que la caféine (café, thé, boissons gazeuses au cola) et l'alcool.

PRIVILÉGIER LES ALIMENTS BÉNÉFIQUES

• Augmenter la consommation de protéines végétales d'origines diverses.
• Consommer du soja sous toutes ses formes (tofu, lait, yaourt, crème, tempeh, miso) deux à trois fois par semaine dans le cadre d'une alimentation variée.
• Préférer les aliments riches en :
  – calcium autre que celui des produits laitiers : amandes non émondées, sardines, soja, crevettes, chou chinois, eaux minérales telles que Contrex®, Salvetat®, Vittel® ;
  – magnésium : chocolat noir, germes de blé, soja, noix du Brésil, son de blé, riz, avoine, épinards, eaux minérales Hépar®, Rozanna® ;

– fer végétal : lentilles, ortie, soja, épinards, persil, algues, graines de tournesol, pois chiches, plutôt que fer issu de la viande rouge ;
– zinc : fruits de mer, céréales complètes, blé germé, soja ;
– chrome, en cas d'hypoglycémie : levures, céréales complètes, fruits de mer ;
– potassium : fruits secs, oléagineux ;
– vitamine B6 : son et germes de blé, avoine, avocat ;
– vitamine E : huile de germes de blé, noix, avocat.

NUTRITHÉRAPIE

La vitamine B6

Appelée aussi pyridoxine, elle joue un rôle dans la synthèse des neurotransmetteurs (dopamine, sérotonine, GABA) impliqués dans la genèse de certains symptômes du SPM comme la dépression et la rétention d'eau ainsi que dans la modulation de l'action des hormones stéroïdes, donc des œstrogènes (lire pages 46, 55, 56, 57). La prise de pilule, la grossesse, l'exercice physique utilisent en excès cette vitamine. La prise de vitamine B6 apporte un net soulagement du SPM, surtout si elle est associée au magnésium.
Posologie conseillée : 50 à 100 mg/j.

Les vitamines B1 (thiamine) et B2 (riboflavine)

Elles sont particulièrement actives contre la migraine et améliorent le SPM. Toutes les vitamines B sont présentes dans la levure de bière, *Saccharomyces cerevisiae*.
Posologie conseillée : levure de bière en flocons à saupoudrer dans l'alimentation ou sous forme de gélules de 300 mg (2 à 3 matin et soir).

La vitamine C et la vitamine E

La vitamine C (consommée en excès par l'organisme en cas de stress) et la vitamine E, toutes deux antioxydantes, peuvent être conseillées. La prise de vitamine E, par son action sur le métabolisme des neurotransmetteurs et celui des prostaglandines, améliore le SPM et notamment les douleurs de règles.

Posologie conseillée : Vitamine C 1 g/j (naturelle, acérola, *Malpighia punicifolia*).

Vitamine E d'origine naturelle 100 à 400 UI/j.

La vitamine D

Beaucoup de femmes en manquant, elle doit être dosée, supplémentée si besoin puis surveillée. Elle intervient sur le SPM par l'intermédiaire des métabolismes du calcium et du magnésium.

Posologie conseillée : 400 à 1 000 UI/j.

(100 g de hareng = 400 % des AQR[22] en vitamine D).

Le magnésium

C'est un élément majeur du traitement par son action directe sur les neuromédiateurs et le métabolisme des acides gras. Il fonctionne en duo avec la vitamine B6.

Posologie conseillée : 300 à 400 mg/j sous forme de gluconate, de glycérophosphate, de citrate ou de chlorure de magnésium.

---

22 Apport quotidien recommandé soit 400 UI pour la vitamine D.

Pour une meilleure tolérance digestive et une meilleure assimilation, dissoudre 20 g de chlorure de magnésium en poudre ou en paillettes (nigari ou chlorure de magnésium marin) dans 1 litre d'eau, à conserver au réfrigérateur : boire 1 à 2 verres par jour.
Équivalent : 8 noix du Brésil.

Le calcium

Il est souvent abaissé en cas de SPM, avec un rapport magnésium/calcium faible. La prise de calcium et de vitamine D peut se faire conjointement.
Posologie conseillée : 1 200 mg/j. Équivalent : ¼ de tasse d'amandes non-émondées ; 4 à 6 gélules de 300 mg de lithothamne (petites algues rouges) par jour, 3 gélules de 330 mg de coquilles d'huîtres par jour.

Le chrome

Cofacteur de l'insuline, sous forme de picolinate de chrome, il améliore la constante dépressive et l'attirance pour le sucre, majorées avant les règles. Son assimilation diminue naturellement après 40 ans et il faut veiller à complémenter si besoin.
Posologie conseillée : 200 µg/j.
Les céréales intégrales, le sucre complet, le levure de bière, *Saccharomyces cerevisiae* (2 à 3 g/j), la spiruline, *Arthrospira platensis* (1 à 5 g/j en comprimés de 500 mg), sont riches en chrome.
Augmenter progressivement la posologie.

Le zinc

Sous forme de gluconate, il est à prendre à distance du fer et du calcium (en médicament ou en complément alimentaire), il améliore l'acné et sa poussée prémenstruelle. Antioxydant, il est essentiel au bon fonctionnement de l'organisme. Il est directement impliqué dans la synthèse des hormones sexuelles. Il est souvent en déficit chez les femmes végétariennes.

Posologie conseillée : 30 mg/j (une demi-douzaine d'huîtres) ; on peut l'associer pour cette indication au gluconate de cuivre (oligoélément cuivre, une ampoule par jour).

Le L-tryptophane

C'est le précurseur de la sérotonine.

Posologie conseillée : 500 à 1 000 mg 1 à 2 fois/j sur un estomac vide. On en trouve dans les protéines animales, les légumineuses, les céréales entières, plus particulièrement dans les œufs, le lactosérum, la noix de coco, le maïs...

La bromélaïne et la papaïne

La bromélaïne, enzyme de la tige de l'ananas (*Ananas comosus*), et la papaïne, enzyme du latex se situant entre l'écorce et la pulpe de la papaye (*Carica papaya*), améliorent les douleurs de règles.

Posologie conseillée : bromélaïne 1 500 à 3 000 mg en 1 à 3 prises pendant le repas ; papaïne 100 à 150 mg en 2 prises.

Les caroténoïdes

Pigments naturels allant du jaune orangé au rouge violet, ces nutriments antioxydants sont apportés par l'alimentation. Le bêta-carotène, le lycopène, la lutéine constituent 80 % de ces apports en pigments. La carotte est riche en bêta-carotène, la tomate en lycopène, les épinards en lutéine. Le bêta-carotène est une provitamine A qui va se transformer en vitamine A dans le corps. La vitamine A intervient dans la synthèse de la progestérone. La consommation quotidienne de fruits et légumes variés (riches en caroténoïdes) issus de l'agriculture biologique ou raisonnée participe à l'amélioration du syndrome prémenstruel.

L'apport d'un mélange de caroténoïdes naturels sous forme de complément alimentaire peut parfois être nécessaire.

Posologie conseillée : 6 à 10 mg/jour en tenant compte de l'apport alimentaire, jamais plus de 20 mg/jour, déconseillé chez les fumeurs.

La L-théanine

La théanine est un acide aminé que l'on trouve dans le thé et qui a des effets calmants. Elle favorise la relaxation sans causer de somnolence. Elle accroît les niveaux cérébraux de dopamine, de sérotonine et de GABA. Elle réduit significativement les symptômes physiques et psychiques du SPM.

Posologie conseillée : 50 à 200 mg par jour.

ATTENTION EN CAS DE PRISE DE PILULE ŒSTRO-PROGESTATIVE

Prise au long cours, la pilule œstro-progestative induit une carence en vitamines B1, B2, B6, B9, B12, C, E, caroténoïdes, magnésium et zinc. Le tabac est un facteur aggravant de ces carences. Il pourrait être bénéfique de supplémenter son alimentation, par exemple, par de la levure de bière ou de la spiruline, pendant la contraception et, en tout cas, après son arrêt en vue de retrouver un cycle menstruel sans SPM.

Attention : Quel est le point commun entre vitamine D, DHEA, progestérone, œstradiol, aldostérone, cortisol et testostérone ? C'est de votre cholestérol endogène qu'ils proviennent tous ! Alors, attention si vous consommez de la levure rouge de riz (ou une statine), vous bloquez sa synthèse par votre organisme, tout en amont ! Vous risquez ainsi, dans votre organisme, d'induire ou d'accentuer des désordres les concernant.

CHAPITRE 5

PHYTOTHÉRAPIE

LA PHYTOTHÉRAPIE UTILISE LES PLANTES SOUS DIVERSES formes, à dose pondérale pour traiter un grand nombre de maux du quotidien. Elle est efficace dans nombre de pathologies. Parfois elle pourra accompagner certaines thérapeutiques allopathiques incontournables, afin d'en limiter les effets secondaires et parfois elle pourra potentialiser ou prolonger ses effets.

Les plantes à action progestérone et les plantes antiœstrogènes

Nous avons vu dans la première partie que certains SPM pouvaient être dus à un déséquilibre entre œstrogènes et progestérone. Ce déséquilibre est « physiologique » à la puberté et à la préménopause; sinon il s'intègre dans le cadre d'un cycle menstruel perturbé (lire page 39) peut-être provoqué par des traitements hormonaux ou des contraceptifs hormonaux mal dosés, ou encore par un stérilet hormonal. Il est possible d'utiliser les plantes pour y remédier. Il faut parfois tâtonner avant de trouver la ou les bonnes plantes. L'histoire de chaque femme est différente, sa tolérance et sa réactivité aux thérapeutiques naturelles ou conventionnelles le sont aussi. Ces plantes sont utiles si vous êtes en phase pubertaire ou préménopausée, sous traitement ou contraception hormonale ou sous stérilet aux hormones, ou si vous avez un cycle perturbé.

Les plantes phytoprogestagènes sont des plantes qui miment l'action de la progestérone. Les plantes anti-œstrogènes ont une action qui empêche la transformation des androgènes (hormones mâles telles que l'androstènedione et la testostérone) en œstrogènes (œstrone et œstradiol). Elles permettent de lutter contre l'hyperoestrogénie et sont indiquées dans les situations d'hyperœstrogénie vraies ou relatives par insuffisance de progestérone (lire pages 40, 47).

En cas d'hyperœstrogénie vraie, il faut préférer des plantes antiœstrogènes que l'on peut associer à des phytoprogestagènes. Il est alors possible de conseiller la consommation de légumes (ou de compléments alimentaires à base de plantes et d'extraits de plantes) qui interviennent dans le métabolisme des œstrogènes au niveau du foie en favorisant la voie de l'œstrogène le moins dangereux.

Le brocoli, les choux de Bruxelles, le chou, le chou-fleur et le chou frisé sont en effet riches en indole-3-carbinol qui stimule les enzymes hépatiques de détoxification des œstrogènes. Il oriente vers la voie de décomposition des œstrogènes (endogènes, de synthèse et xéno-œstrogènes) qui n'augmente pas le risque de cancer du sein et pourrait même être protecteur (voie 2OH-hydroxyoestrone). Les autres voies (4OH et 16OH) augmentent le risque de cancer du sein.

Les phytoprogestagènes et les antiœstrogènes sont prescrits de la même façon que les hormones progestatives, 10, 15, 20 jours dans le cycle, voire en continu.

Vous trouverez ci-dessous une liste de plantes à action progestérone et antiœstrogènes avec, pour chacune, l'ensemble de leurs propriétés. Pour savoir sous quelles formes et à quelle dose ces plantes doivent être utilisées, reportez-vous au tableau de la page 124.

Leur usage est subtil et doit se faire avec l'aide d'un médecin averti. C'est pourquoi nous ne préciserons pas de posologie. Toutefois, en attendant la consultation, toutes les autres plantes médicinales citées peuvent être prises en automédication.

- Achillée millefeuille (*Achillea millefolium*)

Phytoprogestagène, antispasmodique, anti-inflammatoire, décongestion pelvienne, hémostatique. Et aussi : améliore la digestion.

- Actée à grappes (*Actea racemosa*)

Antiœstrogènes (modulateur sélectif des récepteurs aux œstrogènes[23]), pas d'action œstrogénique à la ménopause[24], anxiolytique, sédative, diurétique, antispasmodique.

- Alchémille (*Alchemilla vulgaris*)

Phytoprogestagène, hémostatique, antidiarrhéique, tonique veineux. Rare constipation liée aux tanins de l'alchémille.

---

23 Agit sur les récepteurs aux œstrogènes. Agoniste (les stimule) ou antagoniste (les bloque) selon les situations.

24 Intervient sur le métabolisme de la sérotonine ; c'est par ce biais et non par une action œstrogénique que l'actée à grappes noires améliore les bouffées de chaleur de la ménopause.

• Gattilier (*Vitex agnus castus*)
C'est la plante à action progestérone et antiœstrogène la plus efficace. Elle est aussi antiprolactine et prescrite dans certains cas d'infertilité.
• Grémil (*Lithospermum officinalis*)
Antiœstrogène, antigonadotrope (attention à son action sur la thyroïde qu'il freine), diurétique. Et aussi : anticalculs.
• Mélisse (*Melissa officinalis*)
Antigonadotrope, antiprolactine (attention à son action sur la thyroïde qu'elle freine), anxiolytique, sédative, antispasmodique générale et digestive. Déconseillée en cas de traitements du glaucome, de la thyroïde et de prise de barbituriques.
• Passiflore (*Passiflora incarnata*)
Antiœstrogène, hypnotique (augmente la durée du sommeil), anxiolytique, antispasmodique, sédative. Et aussi : aphrodisiaque.
• Réglisse (*Glycyrrhiza glabra*)
Phytoprogestagène, antiœstrogène, antispasmodique, anti-inflammatoire. Et aussi : antiulcéreux gastrique. Attention, elle est hypertensive au long cours mais il existe des compléments alimentaires de réglisse déglycyrrhizinée qui n'ont pas cet effet ; ne pas consommer de réglisse alimentaire au long cours ; déconseillée en cas d'insuffisance rénale, d'hypertension artérielle ; ne pas associer avec des diurétiques, la digitaline, des corticostéroïdes, les contraceptifs oraux, des laxatifs.
• Salsepareille (*Smilax aspera*)
Phytoprogestagène. Et aussi : aphrodisiaque.

• Soja (*Glycine soja*)
Antiœstrogènes en cas d'hyperœstrogénie, ne pas consommer ou prescrire en cas d'hypothyroïdie traitée. Et aussi : hypocholestérolémiant.
• Verveine officinale (*Verbena officinalis*)
Ne doit pas être confondue et remplacée par la verveine odorante, *Lippia citriodora*. Phytoprogestagène, anti-inflammatoire, antispasmodique (dont utérus), calme la migraine d'origine hormonale, attention à son action sur la thyroïde qu'elle freine. Et aussi : immunostimulante, stimule la lactation, sédative.

Les plantes à action œstrogénique (phytœstrogènes)

Vous trouverez ici des plantes indiquées dans les cas d'hypoœstrogénie et d'hyperprogestéronémie. Elles se prennent généralement 8 à 15 j avant les règles. Pour savoir comment les utiliser reportez-vous au tableau en page 124. Nous ne préciserons pas de posologie car leur usage doit se faire avec l'aide d'un médecin averti. **Attention : les plantes à action œstrogénique sont déconseillées en cas de cancer du sein.**
• Fenouil doux (*Fœniculum vulgare var dulce*) (graines)
Phytœstrogène. Et aussi : aide à la digestion.
• Houblon (*Humulus lupulus*)
Phytœstrogène, antiandrogène, sédatif, hypnotique.
• Sauge officinale (*Salvia officinalis*)
Phytœstrogène, antispasmodique utérin et digestif, antifatigue. Attention, jamais en huile essentielle qui est toxique. Et aussi : aide à la digestion, antitranspirant.

• **Sauge sclarée (*Salvia sclarea*)**

À ne pas confondre avec la sauge officinale. Plante à l'action la plus œstrogénique, c'est aussi un antispasmodique utérin. Et aussi : aide à la digestion, antitranspirant.

• **Saule blanc chatons (*Salix alba*)**

Phytœstrogène, antispasmodique utérin. Et aussi : hypnotique.

• **Soja[25] (*Glycine soja*)**

Phytœstrogène en cas d'hypoœstrogénie (modulateur sélectif des récepteurs aux œstrogènes), ne pas consommer ou prescrire en cas d'hypothyroïdie traitée. Et aussi : hypocholestérolémiant.

Les plantes de l'humeur

Anxiolytiques, sédatives, adaptogènes (antistress) ou antidépressives, elles ont des actions diverses sur les neuromédiateurs de l'humeur : GABA, sérotonine, dopamine. Pour savoir comment les utiliser reportez-vous au tableau de la page 126.

• **Actée à grappes noires**

Anxiolytique, antiœstrogène (modulateur sélectif des récepteurs aux œstrogènes), diurétique, antispasmodique. Mais aussi : sédative.

• **Aubépine**

Anxiolytique, antispasmodique, calme les migraines d'origine nerveuse. Mais aussi : sédative, tonique cardiaque.

---

25 Les avis scientifiques diffèrent concernant l'effet du soja sur le cancer du sein : pour certains il serait protecteur, pour d'autres il doit être contre-indiqué.

Dose à adapter avec le médecin en cas de prise de médicaments pour le cœur ou la tension.

• Ballotte

Anxiolytique. Mais aussi : sédative, hypnotique.

• Eleuthérocoque

Adaptogène[26], antifatigue. Mais aussi : immunostimulant. Déconseillé en cas de maladie auto-immune et d'hypertension artérielle ; en cas de prise d'anticoagulants, d'hypoglycémiants, de médicaments hypo- ou hypertenseurs.

• Eschscholtzia

Anxiolytique, antispasmodique Mais aussi : sédative, hypnotique. Déconseillée en cas de prise de traitements antidépresseurs et d'antihypertenseurs.

• Fumeterre

Anxiolytique, draineur hépatobiliaire, antispasmodique, hypotensive[27], calme la migraine si origine digestive et nerveuse. Mais aussi : sédative.

• Ginseng

Adaptogène, antifatigue. Mais aussi : immunostimulante. Déconseillé en cas d'hypertension artérielle, de psychose, en cas de prise d'anticoagulants, d'antidépresseurs inhibiteurs de la monoamine oxydase (IMAO), de triptans, de digitaline.

• Griffonia

Antidépresseur (sérotonine), modérateur de l'appétit. Mais aussi : efficace contre la fibromyalgie. Possibilité de légers troubles digestifs ; ne pas associer à des antidépresseurs.

---

26 Prévient les atteintes du stress sur l'organisme.

27 Diminue la tension artérielle.

- **Lavande**

Anxiolytique, antispasmodique.

Mais aussi : sédative, améliore la digestion.

- **Lotier**

Anxiolytique, antispasmodique.

Mais aussi : sédative, anti-spasmophilie.

- **Mélisse**

Anxiolytique, antispasmodique générale et digestive, antigonadotrope, antiprolactine, calme la migraine si origine digestive et nerveuse, attention à son action sur la thyroïde qu'elle freine.

Mais aussi : sédative.

- **Millepertuis**

Antidépresseur, anxiolytique, antispasmodique, attention au risque potentiel d'interactions médicamenteuses.

Mais aussi : sédative.

- **Mucuna**

Antidépresseur (dopamine).

- **Passiflore**

Anxiolytique, antispasmodique, antiœstrogène, aphrodisiaque.

Mais aussi : hypnotique, sédative.

- **Rhodiole**

Adaptogène, antidépresseur, antifatigue.

Mais aussi : aphrodisiaque.

- **Valériane**

Anxiolytique, calme les migraines d'origine nerveuse.

Mais aussi : sédative, hypnotique. Petit risque de nausées.

Les plantes de drainage

Elles agissent au niveau des reins, du foie, de la vésicule biliaire, des intestins ou de la peau. Pour savoir quelles parties de ces plantes sont les plus riches en principes actifs et comment les utiliser, reportez-vous au tableau de la page 128.

• Artichaut (*Cynara scolymus*)

Drainage : foie, vésicule biliaire, rein. Autres propriétés : antiprolactine, protecteur hépatique. Et aussi : anticholestérol, améliore la digestion.

Possibilité de nausées et diarrhées chez les femmes sensibles, ne pas prendre en cas d'allergie aux astéracées, d'obstruction des voies biliaires ou de maladie biliaire ou hépatique.

• Bardane (*Arctium lappa*)

Drainage : peau, rein, intestin (racine). Vésicule biliaire, rein (feuille). Autres propriétés : traite les infections cutanées (staphylocoque). Ne pas prendre en cas d'allergie aux astéracées, déconseillée en cas de diabète insulino-dépendant ou non et en cas de prise d'anticoagulants ou de diurétiques.

• Chardon-Marie (*Sylibum marianum*)

Drainage : foie, vésicule biliaire. Autres propriétés : protecteur hépatique, antispasmodique du tube digestif, antioxydant, hémostatique. Et aussi : anticholestérol.

• Frêne (*Fraxinus excelsior*)

Drainage : rein. Autres propriétés : anti-inflammatoire rhumatismal.

• Fumeterre (*Fumaria officinalis*)
Drainage : foie, vésicule biliaire. Autres propriétés : anxiolytique, antispasmodique, calme la migraine si origine digestive et nerveuse. Et aussi : sédative, hypotensive.

• Mauve (*Malva sylvestris*)
Drainage : intestin. Autres propriétés : antispasmodique du tube digestif, laxative (en douceur). Mais aussi : antitussive.

• Orthosiphon (*Orthosiphon stamineus*)
Drainage : vésicule biliaire, rein. Autres propriétés : anti-inflammatoire.

• Reine des prés (*Spiraea ulmaria*)
Drainage : vésicule biliaire, rein. Autres propriétés : anti-inflammatoire, antispasmodique, décongestionnant. Et aussi : anti-fièvre. Ne pas associer avec des anti-inflammatoires non stéroïdiens, certains antibiotiques et anticoagulants.

• Romarin (*Rosmarinus officinalis*)
Drainage : foie, vésicule biliaire, rein. Autres propriétés : antispasmodique du tube digestif, anti-inflammatoire. Et aussi : expectorant, tonique général, antioxydant. Déconseillé en cas d'obstruction des voies biliaires.

Les plantes des circulations veineuse et lymphatique (flavonoïdes)

Pour savoir comment les utiliser reportez-vous au tableau de la page 130.

• Cassis (*Ribes nigrum*)
Attention : stimule les glandes corticosurrénales. Feuilles : circulation veineuse, anti-inflammatoire, hypotensive, anti-œdémateuse. Déconseillé en cas de maladie cardiaque ou rénale et en cas de prise de diurétiques. Fruits : circulation capillaire, hémostatique. Et aussi : antioxydante, amélioration de l'acuité visuelle.
• Ginkgo (*Ginkgo biloba*)
Plante la plus active aux niveaux mammaire et psychique dans le SPM. Améliore toutes les circulations artérielle, veineuse, capillaire, lymphatique, fluidifie le sang, anxiolytique. Et aussi : antioxydant, améliore la mémoire, les vertiges, les acouphènes. Déconseillé si prise d'anticoagulants.
• Hamamélis (*Hamamelis virginiana*)
Circulations veineuse et capillaire, hémorroïdes, hémostatique, anti-inflammatoire, antioxydant.
• Marronnier d'Inde (A*esculus hippocastanum*)
Circulations veineuse et capillaire, hémorroïdes, hémostatique, anti-inflammatoire, antioxydant, antiœdémateux.
• Myrtille (*Vaccinium myrtillus*)
Fruits : circulations veineuse, capillaire et lymphatique, hémorroïdes, hémostatique, antioxydante. Et aussi : amélioration de la vision nocturne, protection gastrique, hypoglycémiante (feuilles).
• Vigne rouge (*Vitis vinifera sous-espèce rubra*)
Circulations veineuse, capillaire et lymphatique, hémorroïdes, antioxydante. Cette plante a des actions anti-œdémateuse et anti-inflammatoire.

Les plantes contre la congestion pelvienne

Ces plantes ont des actions antiœdémateuse et anti-inflammatoire. Pour savoir comment les utiliser reportez-vous au tableau de la page 130.

• Achillée millefeuille (*Achillea millefolium*)

Antispasmodique, anti-inflammatoire, décongestion pelvienne, phytoprogestagène, améliore la digestion, hémostatique.

• Cyprès (*Cupressus sempervirens*)

Circulations veineuse, capillaire et lymphatique, hémorroïdes, antioxydant, diurétique, antiœdémateux. Tenir compte de son œstrogénicité (agit comme un œstrogène) au long cours.

• Mélilot (*Melilotus officinalis*)

Circulations veineuse, capillaire et lymphatique, hémorroïdes, améliore la digestion, diurétique, antiœdémateux. Tenir compte de son action anticoagulante légère au long cours.

• Noisetier (*Corylus avellana*)

Circulations veineuse, capillaire et lymphatique, hémorroïdes, antiœdémateux, hémostatique.

• Ortie (*Urtica dioica*)

Racine : anti-inflammatoire notamment des voies urinaires, prévention et traitement des calculs rénaux, antiœdémateuse, antiandrogène, antiacnéique. Sur prescription médicale ; rares troubles gastro-intestinaux. Feuille : diurétique, antifatigue physique et intellectuelle, reminéralisante, adaptogène, hémostatique, hypotensive. Et aussi : antioxydante. Rares troubles gastro-intestinaux.

• Petit houx ou fragon épineux (*Ruscus aculeatus*)
Circulations veineuse, capillaire et lymphatique, hémorroïdes, crampes, anti-inflammatoire, antiœdémateux, léger hypertenseur.

Les plantes antihémorragiques

Ces plantes sont à prendre le temps des règles hémorragiques. Il convient de supplémenter en fer pendant la semaine des règles si elles sont abondantes pour éviter la constitution d'une anémie : privilégier un fer d'origine animale plutôt que végétal car il est mieux toléré et mieux absorbé au niveau digestif.
Si vous êtes végétarien, vous pouvez avoir recours à la spiruline, *Arthrospira platensis*, qui est riche en fer et en vitamine B12. À prendre à distance du thé, du café, du cacao, des produits laitiers et du son, qui perturbent son absorption.
Pour savoir comment les utiliser reportez-vous au tableau de la page 134.
• Achillée millefeuille (*Achillea millefolium*)
Hémostatique, phytoprogestagène, antispasmodique, anti-inflammatoire, décongestion pelvienne. Et aussi : améliore la digestion.
• Alchémille
Hémostatique, phytoprogestagène, tonique veineux. Et aussi : antidiarrhéique.
• Bourse à pasteur
C'est la plus antihémorragique. Hémostatique, tonique utérin, décongestionnant pelvien, infections urinaires.

• Cassis (*Ribes nigrum*)
Fruits : Hémostatique, circulation capillaire. Et aussi : amélioration de l'acuité visuelle.
• Chardon-Marie (*Sylibum marianum*)
Hémostatique, protecteur hépatique, antispasmodique du tube digestif. Et aussi : antioxydant, anticholestérol.
• Hamamélis (*Hamamelis virginiana*)
Hémostatique, circulations veineuse et capillaire, hémorroïdes, anti-inflammatoire, antioxydant.
• Lamier blanc (*Lamium album*)
Hémostatique, draineur rénal et digestif, hypotenseur, anti-inflammatoire. Et aussi : antidiarrhéique, anti-goutte, hypnotique.
• Ményanthe (*Menyanthes trifoliata*)
Hémostatique, améliore la digestion, antiacnéique, calme les règles douloureuses.
• Myrtille (*Vaccinium myrtillus*)
Fruits : Hémostatique, circulations veineuse, capillaire et lymphatique, hémorroïdes, antioxydante. Et aussi : amélioration de la vision nocturne, protection gastrique.
• Noisetier (*Corylus avellana*)
Hémostatique, circulations veineuse, capillaire et lymphatique, hémorroïdes, antiœdème.
• Grande ortie (*Urtica dioica*)
Feuille : hémostatique, diurétique, antifatigue physique et intellectuelle, adaptogène, hypotensive. Et aussi : reminéralisante, empêche la chute des cheveux, antiacnéique.

• **Ortie (petite)** (*Urica urens*)
Hémostatique, diurétique, anti-inflammatoire.
• **Prêle des champs** (*Equisetum arvense*)
Hémostatique, draineur rénal, reminéralisant, anti-spasmophilie. En cas d'usage prolongé, risque de carence en potassium ; ne pas associer aux diurétiques ; déconseillée en cas de maladies cardiaques ou rénales graves.
• **Viorne** (*Viburnum prunifolium*)
Hémostatique, calme les douleurs de règles, antispasmodique utérin, circulations veineuse et capillaire, crampes. Et aussi : draineur des poumons.

Les plantes des douleurs de règles

Ces plantes sont à prendre deux à cinq jours avant l'arrivée des règles et le temps des règles douloureuses. Pour savoir comment les utiliser reportez-vous au tableau de la page 134.
• **Achillée millefeuille** (*Achillea millefolium*)
C'est la plante la plus efficace. Antispasmodique utérin, hémostatique, phytoprogestagène, anti-inflammatoire, décongestion pelvienne. Et aussi : améliore la digestion.
• **Angélique** (*Angelica archangelica*)
Antispasmodique utérin et digestif. Et aussi : améliore la digestion.
• **Armoise commune** (*Artemisia vulgaris*)
Antispasmodique utérin, régule le cycle menstruel[28], anti-inflammatoire, hypotensive. Et aussi : améliore la digestion.

28 Emménagogue, provoque ou régule le cycle menstruel.

• Aunée (*Inula helenium*)
Antispasmodique utérin, draine la vésicule biliaire. Et aussi : expectorant, antitussif.
• Camomille romaine (*Anthemis nobilis*)
Antispasmodique utérin et digestif, anti-inflammatoire. Et aussi : stimule l'appétit.
• Grande camomille (*Tanacetum parthenium*)
Antispasmodique utérin, prévient la migraine.
• Matricaire (camomille allemande) (*Matricaria recutita*)
Antispasmodique utérin et digestif, anti-inflammatoire. Et aussi : stimule l'appétit.
• Pivoine (*Paeonia officinalis*)
Antispasmodique utérin et digestif, anti-inflammatoire, analgésique, sédative.
• Romarin (*Rosmarinus officinalis*)
Antispasmodique utérin et digestif, anti-inflammatoire, anti-œdémateux, antioxydant, tonique général, draineur de la vésicule biliaire, rein, protecteur hépatique. Et aussi : expectorant.
• Sauge sclarée (*Salvia sclarea*)
Antispasmodique utérin et digestif, phytœstrogène, anti-fatigue. Et aussi : antitranspirant, aide à la digestion.
• Sauge officinale (*Salvia officinalis*)
Antispasmodique utérin et digestif, phytœstrogène, anti-fatigue. Et aussi : anti-transpirant, aide à la digestion. Attention : ne jamais utiliser en huile essentielle (toxique).
• Saule blanc chatons (*Salix alba*)
Antispasmodique utérin, phytœstrogène. Et aussi : hypnotique.

• Souci (*Calendula officinalis*)
Antispasmodique utérin, anti-inflammatoire, antiœdémateux, antioxydant.

• Viorne obier (*Viburnum opulus*)
Antispasmodique utérin, sédative, diurétique, hypotensive, circulation veineuse, hémorroïdes. Et aussi : calme les douleurs après l'accouchement.

Les plantes de la migraine et des maux de tête

La grande camomille peut être proposée en traitement de fond de la migraine au quotidien. Les autres plantes sont à prendre 2 à 5 j avant les règles et pendant les règles ou plus longtemps en cas d'indications conjointes. Pour savoir comment les utiliser reportez-vous au tableau de la page 136.

• Aubépine (*Crataegus oxyacantha*)
Calme la migraine si origine nerveuse, anxiolytique, antispasmodique. Et aussi : sédative, tonique cardiaque.

• Fumeterre (*Fumaria officinalis*)
Calme la migraine si origines digestive et nerveuse, anxiolytique, sédative, draineur hépato-biliaire, antispasmodique, hypotensive.

• Grande camomille (*Tanacetum parthenium*)
C'est la plus efficace pour prévenir la migraine, c'est aussi un antispasmodique utérin.

• Griffonia (*Griffonia simplicifolia*)
Calme la migraine, antidépresseur (sérotonine), modérateur de l'appétit. Et aussi : efficace contre la fibromyalgie.

• **Mélisse** *(Melissa officinalis)*

Calme la migraine si origine digestive et nerveuse, anxiolytique, sédative, antispasmodique générale et digestive, antigonadotrope, antiprolactine. Attention à son action sur la thyroïde qu'elle freine.

• **Saule blanc écorce** *(Salix alba)*

Calme les maux de tête, anti-inflammatoire, antalgique. Et aussi : fébrifuge.

• **Valériane**

Calme la migraine d'origine nerveuse, anxiolytique, sédative, hypnotique (qualité du sommeil).

• **Verveine officinale** *(Verbena officinalis)*

Calme la migraine si origine hormonale, phytoprogestagène, anti-inflammatoire, antispasmodique (dont utérus). Et aussi : stimule la lactation, immunostimulante, sédative. Attention à son action sur la thyroïde qu'elle freine.

Les plantes antiallergiques

• Baobab (*Adansonia digitata*) : antiallergique, anti-inflammatoire, sous forme d'huile végétale de graines de baobab ou de gélules de 250 mg (posologie : 3 gélules par jour).

• Grand plantain (*Plantago major*) : antiallergique, anti-inflammatoire, antitussif, bronchodilatateur, sous forme d'infusion de feuilles ou de gélules de 280 mg (3 gélules par jour).

Les plantes de l'équilibre intestinal

• Dans le cadre d'une alimentation riche en fibres : résidus végétaux résistant à la digestion (fruits, légumes, légumineuses).

• L-glutamine, ginkgo (*Ginkgo biloba*), aloès (*Aloe vera*), curcuma (*Curcuma longa*), thé vert (*Camellia sinensis*), gluthathion, vitamines et minéraux antioxydants, oméga-3, pour restaurer la muqueuse intestinale en cas de syndrome d'hyperperméabilité intestinale.
• En cas de candidose chronique : extrait de pépins de pamplemousse, 20 à 30 gouttes matin et soir + 50 gouttes de teinture-mère matin et soir ou 1 cuillère à café d'extraits fluides de plantes standardisé et glycériné matin et soir de 3 plantes : échinacée (*Echinacea purpurea*) (par cures de 20 jour par mois), alchémille (*Alchemilla vulgaris*), réglisse (*Glycyrrhiza glabra*) (surveiller la tension artérielle). Il est possible de prendre des huiles essentielles antimycosiques, par exemple 1 goutte de chacune de ces huiles à mélanger dans l'extrait de pamplemousse : origan compact (*Origanum compactum*), saro (*Cinnamosma fragans*), arbre à thé (*Melaleuca alternifolia*).

Pour améliorer l'équilibre de la flore intestinale, on peut également avoir recours à des prébiotiques (des fibres qui vont favoriser le développement des colonies de bactéries bénéfiques) et des souches de probiotiques (des bactéries « amies ») comme *Lactobacillus acidophilus, Lactobacillus rhamnosus* ou *Bifidobacter.*

Les plantes des surrénales et de la thyroïde, pour une prise en charge globale

Des thérapeutiques spécifiques des désordres surrénaliens et thyroïdiens peuvent parfois être mises en place par le médecin si ces glandes sont perturbées :

- **pour freiner la surrénale :**
  - frêne (*Fraxinus Excelsior*),
  - pissenlit (*Taraxacum dens leonis*) ;
- **pour freiner la thyroïde, situation fréquente :**
  - lycope d'Europe (*Lycopus europaeus*) antiprolactine,
  - navet (*Brassica napus*),
  - grémil (*Lithospermum officinalis*),
  - 1 bulbe d'oignon par jour (*Allium cepa*) ;
- **pour stimuler la thyroïde :**
  - varech vésiculeux (*Fucus vesiculosus*) en cas de carence en iode,
  - sargasse japonaise (*Sargassum muticum*) algue, en cas de carence en iode,
  - 1 à 2 gousses d'ail par jour (*Allium sativum*).

D'autres plantes utiles

- Aloès (*Aloe vera*) gel riche en calcium, magnésium, vitamine B6, zinc. Posologie : 1 cuillère à soupe de gel matin et soir, par voie orale.
- Goji (*Lycium barbarum*) baies, antioxydant, anti-inflammatoire. Posologie : 25 à 35 baies séchées par jour.
- Girofle (*Syzygium aromaticum* ou *Eugenia caryophyllata*)clou, pour une action mammaire spécifique, stimule la libido. Posologie : infusion de 4 clous de girofle pour une tasse d'eau.
- Maca (*Lepidium meyenii*) régulateur hormonal, antioxydant. Posologie : 2 gélules de 250 mg/jour.
- Nigelle (*Nigella sativa*) huile, anti-inflammatoire, régulateur hormonal. Posologie : 1 cuillère à café d'huile le matin.

• Pollens. Posologie : 1 cuillère à soupe le matin.

• Safran (*Crocus sativus*) antispasmodique, anti-inflammatoire, antidépresseur, actif sur le SPM. Par voie orale ou en olfactothérapie (thérapie psycho-énergétique sollicitant l'odorat et le toucher). Posologie : 1 gélule de 30 mg le matin.

• Tilo (*Justicia pectoralis*) anti-inflammatoire, phytoprogestagène, phytœstrogène à la ménopause. Indisponible pour le moment.

Par ailleurs, des complexes antioxydants associant végétaux, minéraux, vitamines ont toute leur place en continu ou par cures dans le cadre de la prise en charge globale du SPM.

MISE EN GARDE

En cas de cancer du sein, seuls les phytœstrogènes sont, par principe, contre-indiqués. De plus, l'usage prolongé du ginseng et de l'éleuthérocoque – gonadotropes – est déconseillé car ils sont œstrogéniques au long cours.

Quelques préparations de plantes

DEUX TISANES BÉNÉFIQUES POUR LES DÉSÉQUILIBRES HORMONAUX

En automédication, voici deux exemples de tisanes, à boire chaudes ou froides pour traiter le SPM et à prendre pendant les deux semaines qui précèdent les règles et pendant les règles.

Infusion du matin :

- Hamamélis (feuilles)
- Mélisse (feuilles)
- Aubépine (sommités fleuries)
- Frêne (feuilles)
- Vigne rouge (feuilles)
- Alchémille (parties aériennes)
- Achillée millefeuille (sommités fleuries)

Mélanger 3 cuillères à soupe du mélange à parts égales pour 50 cl d'eau, en infusion.

Décoction du soir :

- Valériane (racines)
- Viorne (écorce)

Mélanger 2 cuillères à soupe du mélange à parts égales pour 50 cl d'eau, en décoction.

INFUSION POUR AMÉLIORER LES CIRCULATIONS

- Hamamélis (feuilles)
- Vigne rouge (feuilles)
- Mélilot (parties aériennes)
- Cassis (feuilles)

Mélanger 3 cuillères à soupe du mélange à parts égales pour 50 cl d'eau. À prendre au quotidien ou la semaine qui précède les règles.

INFUSION À BOIRE LE TEMPS DES RÈGLES HÉMORRAGIQUES

- Vigne rouge (feuilles)

- Bourse à pasteur (parties aériennes)
- Prêle (parties aériennes)
- Mélilot (sommités fleuries)
- Myrtille (fruits mûrs)

3 cuillères à soupe du mélange à parts égales pour 50 cl d'eau.

INFUSION POUR AMÉLIORER LES DOULEURS DE RÈGLES

- Achillée millefeuille (sommités fleuries)
- Saule blanc (chatons)
- Matricaire (fleurs)
- Sauge sclarée (feuilles)

3 cuillères à soupe du mélange à parts égales pour 50 cl d'eau à prendre la semaine qui précède les règles et les deux premiers jours des règles.

COMPRESSES CONTRE LES RÈGLES DOULOUREUSES

Une cuillère à soupe de fleurs de matricaire (camomille allemande) et 2 cuillères à café de romarin à verser dans 250 ml d'eau chaude. Couvrir, éteindre et laisser infuser 15 min. Filtrer.

Plonger les compresses ou un linge dans l'infusion, essorer et appliquer sur la zone douloureuse. Garder jusqu'au refroidissement.

INFUSION POUR LUTTER CONTRE LES MIGRAINES

- Fumeterre (sommités fleuries)
- Mélisse (feuilles)

- Grande camomille (fleurs)
- Romarin (feuilles)

Mélanger 3 cuillères à soupe du mélange à parts égales pour 50 cl d'eau.

À prendre la semaine qui précède les règles et les deux premiers jours des règles. Alterner un jour sur deux avec une décoction : tilleul (aubier), saule blanc (écorce), 2 cuillères à soupe du mélange à parts égales pour 50 cl d'eau.

Les huiles végétales riches en oméga-6

En thérapeutique du SPM, la prise d'huiles végétales riches en oméga-6 doit se faire comme on l'a déjà signalé en tenant compte du fait que l'alimentation nous fait déjà trop consommer d'oméga-6.

Cette prescription peut se faire en ajoutant des oméga-3 alimentaires ainsi qu'en complément alimentaire (lire page 84).

- Huiles d'onagre (*Œnothera biennis*)
- Huile de bourrache (*Borrago officinalis*)
- Huile de pépins de cassis (*Ribes nigrum*)

Elles contiennent de l'acide gamma-linolénique, précurseur des prostaglandines E1, directement impliquées dans la régulation hormonale féminine (œstrogènes, progestérone, prolactine) et anti-inflammatoires, et gérant les mécanismes de dilatation des vaisseaux sanguins. L'huile de pépins de cassis est, de plus, riche en oméga-3.

Ces huiles maintiennent la souplesse et l'élasticité de la peau en contrôlant la sécrétion de sébum. Elles influencent également la libération de certains neurotransmetteurs cérébraux.

L'huile d'onagre est plus « féminine » ; elle est plus active dans les mastoses (kystes bénins au niveau des seins), le syndrome prémenstruel et les troubles liés à une hyperprolactinémie (taux élevé de prolactine) que l'huile de bourrache.

Préconisation : ensemble, seules ou en alternance 10, 15, 20 jours dans le cycle, voire en continu, à raison d'une ou deux gélules (parfois plus) dosées 500 mg par jour ; elles peuvent être associées aux phytoprogestagènes.

Attention, leur usage prolongé à des posologies trop élevées ou répétées peut, chez certaines femmes sujettes à l'embonpoint, entraîner une prise de poids.

La dose journalière recommandée d'oméga-6 est de 9 à 12 g par jour d'acide linoléique, 1 à 2 g par jour d'acide gamma-linolénique ; 2 à 3 cuillères à soupe d'huile de tournesol ou 2 cuillères à soupe d'huile d'argan ou 2 œufs ou 100 g de poulet.

Les huiles végétales riches en oméga-3

- Huile oléagineuse de périlla (*Perilla frutescens*)
- Huile de lin (*Linum usitatissimum*)
- Huile de chanvre (*Cannabis sativa*)
- Huile de cameline (*Camelina sativa*)

Préconisation : dose journalière recommandée d'oméga-3 = 5 à 6 noix ou 1 cuillère à soupe de graines de lin broyées ou 2 cuillères à soupe d'huile de colza ou 1 cuillère à soupe d'huile de noix ou 100 g de mâche.

Remarque : Comme nous l'avons dit au chapitre 3 (lire page 85), des huiles marines riches en oméga-3 de bonne qualité (EPA/DHA[29]) peuvent être proposées sous forme de compléments alimentaires : huile de poissons (1 à 2 g par jour) ou huile de krill (petit crustacé), équilibrée en oméga-3, 6 et 9, action antioxydante, anti-inflammatoire et contenant de la vitamine D.

Les différentes préparations de plantes

LES TEINTURES-MÈRE (TM)

Préparation liquide. Pour des raisons liées à la législation européenne, il devient difficile de s'en procurer en pharmacie. Ceci est regrettable car une grande partie de ces TM étaient encore remboursées par la Sécurité sociale.

La posologie est fonction du poids de la femme, du nombre et de l'intensité des signes cliniques : entre **30 et 100 gouttes une à trois fois par jour**. Pour calculer la dose de TM en fonction du poids : nombre de gouttes à prendre chaque jour = 0,75 x le poids (en kg), à prendre en une à trois prises.

Il est possible, pour éliminer une partie de l'alcool, de préparer les gouttes dans un verre d'eau douze heures avant la prise.

---

29 EPA = acide eicosapentaénoïque ou acide timnodonique.
DHA = acide docosahexaénoïque ou acide cervonique.

LES EXTRAITS FLUIDES DE PLANTES STANDARDISÉS ET GLYCÉRINÉS (EPS)

Les extraits fluides de plantes fraîches standardisés sont des médicaments de plantes issus de l'extraction Phytostandard, un procédé mis au point au milieu des années quatre-vingt-dix.

Les plantes sont broyées à froid (– 90°C). Leurs molécules actives sont ensuite récupérées par multiextraction hydroalcoolique et préservées dans une solution glycérinée sans sucre et sans alcool.

La posologie des EPS est généralement d'**une cuillère à café matin et soir**.

LES GÉLULES

Il existe deux types de gélules :

- Les gélules de poudre de plantes : après dessiccation de la plante, celle-ci est pulvérisée et tamisée.
- Les gélules de nébulisat de plantes : un solvant (eau/alcool) est pulvérisé sur la plante pendant le processus de dessiccation, les principes actifs solubles dans le solvant sont concentrés.

Les gélules de nébulisat sont à préférer à la poudre de plante.

Il existe pour certaines plantes médicinales des extraits standardisés d'une meilleure fiabilité, ils garantissent la teneur en principes actifs.

Vous trouverez les **posologies pour chaque plante dans les tableaux** suivants (p. 124-137).

LES TISANES

Une tisane est une boisson que l'on peut boire chaude ou froide, souvent composée de 6 à 10 plantes médicinales et obtenue par infusion ou décoction.

La plante sèche est utilisée sous forme de plante entière ou de parties de plantes. Il est impératif de bien respecter la partie de la plante utilisée indiquée dans les tableaux (feuille, fleur, écorce, racine...), les effets thérapeutiques et le mode préparatoire pouvant varier d'une partie à l'autre.

La dose recommandée est d'**une tasse deux à trois fois par jour**.

INFUSION

Tous les éléments de la tisane doivent être coupés menu avant leur utilisation.

L'infusion est utilisée pour les parties fragiles de plantes (fleurs, feuilles, fruits mous...) ou riches en huiles essentielles. On verse l'eau bouillante (100 °C) sur la plante sèche, on laisse en contact environ 20 min, on filtre et on obtient un infusé.

DÉCOCTION

La décoction est utilisée pour les parties dures de la plante dont les principes actifs résistent à la chaleur. On chauffe l'eau à température d'ébullition avec la plante, on maintient pendant 15 min, on arrête le feu, on laisse à couvert 5 min, on filtre et on obtient un décocté.

UTILISER LES PLANTES EN PRATIQUE

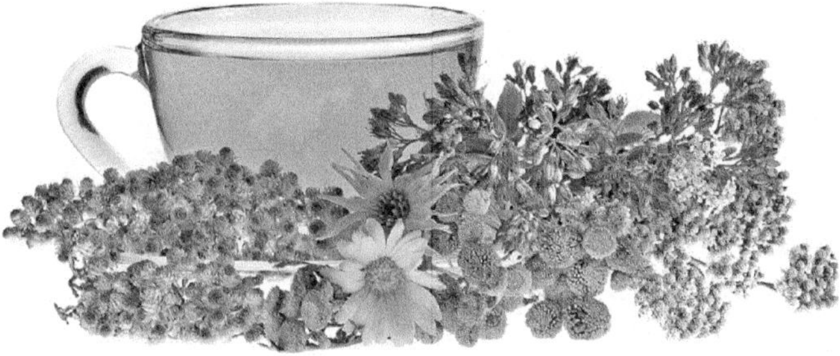

LES PLANTES À ACTION PROGESTÉRONE		
PLANTE MÉDICINALE	TEINTURE-MÈRE	EXTRAITS FLUIDES (EPS)
Achillée millefeuille	X	
Actée à grappes	X	
Alchémille	X	X
Gattilier	X	X
Grémil	X	
Mélisse	X	X
Passiflore	X	X
Réglisse	X	X
Salsepareille	X	
Soja	X	
Verveine officinale	X	

LES PLANTES À ACTION ŒSTRO		
PLANTE MÉDICINALE	TEINTURE-MÈRE	EXTRAITS FLUIDES (EPS)
Fenouil doux	X	
Houblon	X	X
Sauge sclarée	X	
Sauge officinale	X	
Saule blanc		
Soja	X	

ET LES PLANTES ANTIŒSTROGÈNES	
GÉLULES	TISANE PARTIES UTILISÉES ET PRÉPARATION (INFUSION OU DÉCOCTION)
180 mg	Sommités fleuries (fleurs et feuilles) en infusion
300 mg	Rhizomes (tige souterraine) en décoction
170 mg	Parties aériennes (fleurs, feuilles, fruits) en infusion
200 mg	Fruits en infusion
-	Plante entière (fleurs, feuilles, fruits, racines) en infusion
200 mg	Feuilles en infusion
200 mg	Parties aériennes en infusion
300 mg	Racines (partie souterraine ne portant ni fleur, ni bourgeon) en décoction
220 mg	Racines en décoction
35 mg d'isoflavones	-
250 mg	Parties aériennes en infusion

GÉNIQUE (PHYTŒSTROGÈNES)	
GÉLULES	TISANE PARTIES UTILISÉES, EN INFUSION
250 mg	Graines
200 mg	Cônes
150 mg	Feuilles
150 mg	Feuilles
-	Chatons
35 mg d'isoflavones	-

		LES PLANTES
PLANTE MÉDICINALE	TEINTURE-MÈRE	EXTRAITS FLUIDES (EPS)
Actée à grappes		
Aubépine	X	X
Ballotte	X	
Eleuthérocoque	X	
Eschscholtzia	X	X
Fumeterre	X	X
Ginseng	X	X
Griffonia		X
Lavande	X	
Lotier	X	
Mélisse	X	X
Millepertuis	X	
Mucuna		X
Passiflore	X	X

DE L'HUMEUR

GÉLULES	TISANE PARTIES UTILISÉES ET PRÉPARATION (INFUSION OU DÉCOCTION)
300 mg, 2 matin et soir	Rhizomes en décoction
250 mg, 2 matin, midi et soir	Sommités fleuries en infusion
130 mg, 2 dîner et coucher	Sommités fleuries en infusion
250 mg, 2 matin et midi	Racines en décoction
250 mg, 2 dîner et coucher	Fleurs et feuilles en infusion
200 mg, 2 matin et soir	Sommités fleuries en infusion
250 mg, 2 matin et midi	Racines en décoction
300 mg, 2 matin et soir	-
160 mg, 2 matin et soir	Fleurs en infusion
200 mg, 2 dîner et coucher	Fleurs et tiges en infusion
200 mg, 2 matin et soir	Feuilles en infusion
250 mg, 1 matin et soir	Sommités fleuries en infusion
250 mg 1 à 6 par jour	-
200 mg, 2 dîner et coucher	Parties aériennes en infusion

Rhodiole	X	X
Valériane	X	X

		LES PLANTES
PLANTE MÉDICINALE	TEINTURE-MÈRE	EXTRAITS FLUIDES (EPS)
Artichaut	X	X
Bardane	X	X
Chardon-Marie	X	X
Frêne	X	
Fumeterre	X	X
Mauve	X	
Orthosiphon	X	X
Reine des prés	X	X
Romarin	X	

300 mg 1 par jour	Racines en décoction
250 mg 2 dîner et coucher	Rhizomes et racines en décoction

DE DRAINAGE	
GÉLULES	TISANE PARTIES UTILISÉES ET PRÉPARATION (INFUSION OU DÉCOCTION)
200 mg, 1 à 2 matin et soir	Feuilles en infusion
220 mg, 1 matin et soir	Racines en décoction Feuilles en infusion
220 mg, 1 à 2 matin et soir	Feuilles et/ou fruits en infusion
250 mg, 1 à 2 matin et soir	Feuilles en infusion
200 mg, 2 matin et soir	Sommités fleuries en infusion
240 mg, 2 matin et soir	Fleurs et/ou feuilles en infusion
200 mg, 1 à 2 matin et soir	Feuilles et/ou sommités fleuries en infusion
240 mg, 1 à 2 matin et soir	Sommités fleuries en infusion
170 mg, 1 à 2 matin et soir	Feuilles en infusion

LES PLANTES DES CIRCULATIONS VEINEUSE		
PLANTE MÉDICINALE	TEINTURE-MÈRE	EXTRAITS FLUIDES (EPS)
Cassis	X	
Ginkgo	X	X
Hamamélis	X	X
Marronnier d'Inde	X	X
Myrtille	X	
Vigne rouge	X	X

LES PLANTES CONTRE LA		
PLANTE MÉDICINALE	TEINTURE-MÈRE	EXTRAITS FLUIDES (EPS)
Achillée	X	
Cyprès	X	X
Mélilot	X	X
Noisetier	X	
Ortie	X	X racines X parties aériennes
Petit houx ou fragon épineux	X	

ET LYMPHATIQUE (FLAVONOÏDES)	
GÉLULES	TISANE PARTIES UTILISÉES ET PRÉPARATION (INFUSION OU DÉCOCTION)
250 mg, 2 matin et soir	Fruits mûrs et/ou feuilles en infusion
200 mg, 2 matin et soir	Feuilles en infusion
200 mg, 2 matin et soir	Feuilles en infusion
200 mg, 2 matin et soir	Écorces et graines en décoction
240 mg, 2 matin et soir	Fruits mûrs en infusion ou décoction
260 mg, 2 matin et soir	Feuilles en infusion

CONGESTION PELVIENNE	
GÉLULES	TISANE PARTIES UTILISÉES ET PRÉPARATION (INFUSION OU DÉCOCTION)
180 mg, 2 matin et soir	Sommités fleuries en infusion
180 mg, 2 matin et soir	Cônes en infusion
180 mg, 2 matin et soir	Sommités fleuries en infusion
180 mg, 2 matin et soir	Feuilles en infusion
220 mg, 2 matin et soir	Racines en décoction, feuilles en infusion
200 mg, 2 matin et soir	Rhizomes, racines en décoction

	LES PLANTES ANTI	
PLANTE MÉDICINALE	TEINTURE-MÈRE	EXTRAITS FLUIDES (EPS)
Achillée	X	
Alchémille	X	X
Bourse à pasteur	X	
Cassis	X	X
Chardon-Marie	X	X
Hamamélis	X	X
Lamier blanc	X	
Ményanthe	X	
Myrtille	X	
Noisetier	X	
Ortie (grande)	X	X parties aériennes
Ortie (petite)	X	
Prêle des champs	X	X
Viorne	X	

HÉMORRAGIQUES	
GÉLULES	TISANE PARTIES UTILISÉES ET PRÉPARATION (INFUSION OU DÉCOCTION)
180 mg, 2 matin et soir	Sommités fleuries en infusion
170 mg, 2 matin et soir	Parties aériennes en infusion
190 mg, 2 matin et soir	Parties aériennes en infusion
250 mg, 2 matin et soir	Fruits mûrs en infusion
220 mg, 2 matin et soir	Fruits en infusion
200 mg, 2 matin et soir	Feuilles en infusion
325 mg, 1 matin, midi et soir	Sommités fleuries en infusion
200 mg, 2 matin et soir	Feuilles en infusion
240 mg, 2 matin et soir	Fruits mûrs en infusion ou décoction
180 mg, 2 matin et soir	Feuilles en infusion
220 mg, 2 matin et soir	Feuilles en infusion
220 mg, 2 matin et soir	Feuilles en infusion
200 mg, 2 matin et soir	Parties aériennes en infusion
200 mg, 2 matin et soir	Écorce de tige en décoction

		LES PLANTES DES
PLANTE MÉDICINALE	TEINTURE-MÈRE	EXTRAITS FLUIDES (EPS)
Achillée	X	
Angélique	X	
Aunée		
Armoise commune	X	
Camomille romaine	X	
Grande camomille	X	X
Matricaire	X	
Pivoine	X	
Romarin		X
Sauge sclarée	X	X
Sauge officinale	X	
Saule blanc		
Souci	X	
Viorne obier	X	

DOULEURS DE RÈGLES	
GÉLULES	TISANE PARTIES UTILISÉES ET PRÉPARATION (INFUSION OU DÉCOCTION)
180 mg, 2 matin et soir	Sommités fleuries en infusion
280 mg, 2 matin et soir	Racines en décoction
230 mg, 2 matin et soir	Racines en décoction
230 mg, 2 matin et soir	Sommités fleuries en infusion
200 mg, 2 matin et soir	Fleurs en infusion
200 mg, 2 matin et soir	Fleurs en infusion
180 mg, 2 matin et soir	Fleurs en infusion
	Racines en décoction
170 mg, 2 matin et soir	Sommités fleuries et feuilles en infusion
150 mg	Feuilles en infusion
150 mg	Feuilles en infusion
	Chatons en infusion
200 mg, 2 matin et soir	Fleurs en infusion
	Écorce en décoction

LES PLANTES DE LA MIGRAINE		
PLANTE MÉDICINALE	TEINTURE-MÈRE	EXTRAITS FLUIDES (EPS)
Aubépine	X	X
Fumeterre	X	X
Grande camomille	X	X
Griffonia		X
Mélisse	X	X
Saule blanc	X	X
Verveine officinale	X	

ET DES MAUX DE TÊTE	
GÉLULES	TISANE PARTIES UTILISÉES ET PRÉPARATION (INFUSION OU DÉCOCTION)
250 mg, 2 matin, midi, soir	Sommités fleuries en infusion
200 mg, 2 matin et soir	Sommités fleuries en infusion
200 mg, 2 matin et soir	Fleurs en infusion
300 mg, 2 matin et soir	-
200 mg, 2 matin et soir	Feuilles en infusion
210 mg, 2 matin et soir	Écorce en décoction
250 mg, 2 matin et soir	Parties aériennes, en infusion

CHAPITRE 6

À CHACUNE SON PROGRAMME PHYTO-NUTRITIONNEL

LES TRAITEMENTS POUR CHAQUE TYPE DE SPM DE LA CLASSIFICATION D'ABRAHAM

TYPE A (DOMINANCE DE L'ANXIÉTÉ)	
Plantes phytoprogestagènes et antiœstrogènes	Gattilier, alchémille et achillée millefeuille. Voir page 95 pour d'autres plantes
Magnésium	– Privilégier : chocolat noir, germes de blé, soja, noix du Brésil, son de blé, riz, avoine, épinards, eaux minérales Hépar®, Rozanna® – Prendre une complémentation : 300 à 400 mg de magnésium par jour (lire page 90)
Vitamine B6	– Privilégier : son et germes de blé, avoine, avocat – Prendre une complémentation : 50 à 100 mg de vitamine B6 par jour

Diminuer les produits laitiers	On peut éventuellement les remplacer par des jus végétaux : « laits » de noisettes, d'amandes, riz Les choux et les haricots blancs sont riches en calcium
Diminuer les sucres raffinés	Diminuer les pommes de terre, le pain blanc, le riz blanc, les pâtes raffinées... et privilégier les pains aux céréales, au levain, les pâtes et le riz complet, etc. (lire page 82)
TYPE H (DOMINANCE DES ŒDÈMES)	
Plantes antihyperaldostéronémie	Frêne et pissenlit
Plantes phytoprogestagènes et antiœstrogènes	Gattilier, alchémille et achillée millefeuille. Voir page 95 pour d'autres plantes
Magnésium	Voir recommandations du type A
Vitamine B6	Voir recommandations du type A
Vitamine E	– Privilégier : huiles de germes de blé, noix, avocat – Prendre une complémentation de type vitamine E d'origine naturelle 100 à 400 UI par jour
Diminuer les sucres raffinés	Voir recommandations du type A
TYPE C (DOMINANCE DES FRINGALES)	
Magnésium	Voir recommandations du type A
Vitamine B6	Voir recommandations du type A, page précédente
Chrome	200 µg de chrome par jour à trouver dans les céréales intégrales, le sucre complet, la levure de bière 2 à 3 g par jour, la spiruline (*Arthrospira platensis*) 1 à 5 g par jour en comprimés de 500 mg

Huile d'onagre	1 à 3 gélules dosées à 500 mg par jour, tout au long du cycle ou une partie du cycle
Huile de bourrache (PGE1)	1 à 3 gélules (parfois plus) dosées à 500 mg par jour, tout au long du cycle ou une partie du cycle
Diminuer les sucres raffinés	Voir recommandations du type A
TYPE D (DOMINANCE DE LA DÉPRESSION)	
Plantes phytœstrogènes	Sauge sclarée, houblon. Voir page 99 pour d'autres plantes
Substances détoxifiantes	Chlorelle (*Chlorella pyrenoidosa*), spiruline (*Arthrospira platensis*), complexes d'antioxydants (plantes, minéraux, vitamines), vitamine C, zinc, sélénium
Magnésium	Voir recommandations du type A
Vitamines B	Levure de bière 2 à 3 g par jour

CHAPITRE 7

GEMMOTHÉRAPIE

La gemmothérapie ou médecine des bourgeons utilise, à des fins thérapeutiques, les tissus végétaux en croissance. Les bourgeons frais, les jeunes pousses, les radicelles sont macérés dans un mélange eau-alcool-glycérine pour obtenir un macérat glycériné.

Riches en acides aminés, minéraux, oligoéléments, vitamines, enzymes, facteurs de croissance et en sève minérale, ces préparations revendiquent des actions de régénération, de stimulation et de drainage cellulaire.

Les macérats glycérinés de jeunes pousses de framboisier (*Rubus idaeus*) et de bourgeons d'airelle (*Vaccinium vitis idaea*) ont une action bénéfique sur le SPM. Le framboisier est un régulateur ovarien et stimule les œstrogènes et la progestérone, l'airelle est plutôt œstrogénique.

Il est possible de compléter le traitement avec :

- **en cas d'œdèmes** : des bourgeons de frêne (*Fraxinus Excelsior*), des bourgeons de noisetier (*Corylus avellana*), des bourgeons de bouleau pubescent (*Betula pubescens*) et bouleau verruqueux (*Betula alba*), des bourgeons de châtaignier (*Castanea sativa*), des jeunes pousses de genévrier (*Juniperus communis*) ;

- **en cas de troubles circulatoires** – varices, hémorroïdes : des bourgeons de marronnier (*Aesculus hippocastanum*) ;
- **en cas d'acné** : des bourgeons d'orme (*Ulmus minor*) ;
- **en cas de surcharge hépatique,** nécessitant un drainage : de jeunes pousses de romarin (*Rosmarinus officinalis*) ;
- **en cas de stress** : des bourgeons de figuier (*Ficus carica*) ;
- **en cas de troubles du sommeil** : des bourgeons de tilleul (*Tilia tomentosa*) ;
- **en cas de fatigue** : des bourgeons de cassis (*Ribes nigrum*) ; ils améliorent le terrain allergique et stimulent les surrénales (donc, indication à moduler en fonction de l'état des surrénales) ;
- **en cas de règles abondantes** : des bourgeons de cornouiller (*Cornus sanguinea*), de jeunes pousses de gui (*Viscum album*) ; à ne prendre que le temps des règles.

Posologie : en 1D (dilution au 1/10e et sans dynamisation contrairement à l'homéopathie, encore pris en charge par la Sécurité sociale en cas de prescription médicale) : 100 gouttes par jour, et en macérat-mère : 10 gouttes par jour. La prise se fait selon les symptômes, soit en continu en deux à trois prises par jour durant tout le cycle soit du 10e jour après le début des règles jusqu'à leur arrivée.

CHAPITRE 8

AROMATHÉRAPIE

L'AROMATHÉRAPIE UTILISE LES HUILES ESSENTIELLES (HE) de plantes. Celles-ci sont obtenues soit, le plus souvent, par entraînement à la vapeur d'eau (distillation) soit par expression à froid pour les zestes des agrumes.

L'aromathérapie est une partie de la phytothérapie. Elle nécessite une bonne connaissance des indications, des contre-indications, des posologies et des risques d'effets secondaires.

Pour une action hormonale

PRÉPARATION CONTRE L'HYPERŒSTROGÉNIE

• 1,5 ml d'huile essentielle (HE) de romarin à verbénone (*Rosmarinus officinalis verbenoniferum*) progestative.
• 1,5 ml d'HE de myrrhe amère (*Commiphora myrrha*) antiœstrogénique.
• Compléter avec de l'huile végétale de noyau d'abricot : Q.S.P. (quantité suffisante pour) 15 ml.

Utiliser 15 gouttes du mélange pour masser le ventre matin et soir, deux semaines avant les règles.

PRÉPARATION À EFFET ŒSTROGÉNIQUE EN CAS D'HYPO-ŒSTROGÉNIE

- 1,5 ml d'HE de sauge sclarée (*Salvia sclarea*).
- 1,5 ml d'HE de cyprès (*Cupressus sempervirens*).
- Compléter avec de l'huile végétale de noyau d'abricot : Q.S.P. 15 ml.

15 gouttes du mélange en application par massage sur le ventre matin et soir, une à deux semaines avant les règles.

Attention : contre-indiquées même par voie cutanée en cas de cancer du sein. À prendre sur une période courte (pas en continu).

Pour des actions plus globales

PRÉPARATION À EFFETS ANTALGIQUE ET ANTI-INFLAMMATOIRE EN PRÉVENTION*[30]

- 3 ml d'HE de citronnelle (lemon-grass) (*Cymbopogon flexuosus*).
- 3 ml d'HE de gingembre (*Zingiber officinalis*).
- Compléter avec de l'huile végétale de macadamia : Q.S.P. 20 ml.

20 gouttes du mélange en application par massage sur le bas-ventre et la zone des lombaires (bas du dos), matin et soir et 3 à 4 fois par jour, en cas de douleurs, les deux semaines avant les règles.

---

30 Les formules d'aromathérapie suivies d'un astérisque ont été conçues par le Dr F. Millet pour cet ouvrage.

PRÉPARATION À EFFET ANTALGIQUE IMMÉDIAT CONTRE LES DOULEURS DE RÈGLES

- 1 ml d'HE d'estragon (*Artemisia dracunculus*).
- 1 ml d'HE de basilic exotique (*Ocimum basilicum* sous-espèce *basilicum*).
- 1 ml d'HE de pin de Patagonie (*Pinus ponderosa*).
- Compléter avec de l'huile végétale de calendula : Q.S.P. 15 ml.

20 gouttes du mélange en application par massage sur le bas-ventre, 3 à 4 fois par jour en cas de douleurs de règles.

HUILE ESSENTIELLE À ACTION ANTIMIGRAINE

- HE de menthe poivrée (*Mentha piperita*).

Utiliser pure 2 à 3 gouttes sur la zone douloureuse (front et tempes), et à la base du crâne.

En cas de stress, ajouter de l'HE de lavande fine (*Lavandula angustifolia*).

PRÉPARATIONS À ACTION ANTINAUSÉE ET ANTIVOMISSEMENT

- 1 goutte d'HE de menthe poivrée (*Mentha piperita*) à mettre sous la langue ou dans une cuillère à café de miel, après chaque repas.

Mélange d'huiles essentielles à appliquer sur les poignets 3 à 4 fois par jour à raison de 10 à 20 gouttes chaque

- 1 ml d'HE de menthe poivrée (*Mentha piperita*).
- 2 ml d'HE de gingembre (*Zingiber officinalis*).

• Compléter avec de l'huile végétale de noyau d'abricot : Q.S.P. 15 ml

10 à 20 gouttes du mélange en application au niveau des poignets, 3 à 4 fois par jour.

Mélange d'huiles essentielles à inhaler plusieurs fois par jour :

• HE de menthe poivrée (*Mentha piperita*).
• HE de citron (*Citrus limomum*) zeste.

HUILE ESSENTIELLE À ACTION DE DRAINAGE HÉPATIQUE

• HE de romarin à verbénone (*Rosmarinus officinalis verbenoniferum*).

2 gouttes dans une cuillère à café d'huile d'olive aux 3 repas, pendant au moins 3 semaines, par cures. Sans lien avec le cycle.

PRÉPARATIONS ANTISTRESS*

Mélange pour massage du plexus solaire (situé entre le sternum et le nombril) :

• 1,5 ml d'HE de lavande fine (*Lavandula angustifolia*).
• 1,5 ml d'HE de camomille romaine (*Chamaemelum nobile*).
• Compléter avec de l'huile végétale de macadamia : Q.S.P. 20 ml.

20 gouttes du mélange en application sur le plexus solaire et si possible le long de la colonne vertébrale, matin et soir, tout au long du cycle ou les deux semaines avant les règles.

Mélange pour inhalation :

- 2 ml d'HE de lemon-grass (*Cymbopogon flexuosus*).
- 4 ml d'HE de camomille romaine (*Chamaemelum nobile*).
- 4 ml d'HE de lavande fine (*Lavandula angustifolia*).

À mélanger dans un flacon de 10 ml. Faire des inhalations sèches en déposant 2 gouttes du mélange sur un mouchoir et en respirant à fond pendant plusieurs minutes. Recommencer 3 ou 4 fois dans la journée. On peut aussi diffuser dans la chambre avant le coucher avec si possible un diffuseur d'huiles essentielles à microdiffusion (il ne chauffe pas donc ne dénature pas les HE).

PRÉPARATION À ACTION ANTIŒDÉMATEUSE*

- 3 ml d'HE de genévrier commun (*Juniperus communis*).
- Compléter avec de l'huile végétale de macadamia : Q.S.P. 20 ml.

20 gouttes du mélange en application sur le ventre ou sur les avant-bras, matin et soir, pendant les deux semaines précédant les règles.

PRÉPARATION À ACTION CIRCULATOIRE

- 3 ml d'HE de cyprès toujours vert (*Cupressus sempervirens*).
- Compléter avec de l'huile végétale de noyau d'abricot : Q.S.P. 20 ml.

20 gouttes du mélange en application sur la paume des mains et la plante des pieds, matin et soir, pendant les deux semaines précédant les règles.

Contre-indiqué en cas de cancer du sein.

PRÉPARATION À ACTION ANTISTRESS + ANTIDOULEUR + ANTIŒDÉMATEUSE*

- 1,5 ml d'HE de lavande fine (*Lavandula angustifolia*).
- 1,5 ml d'HE de camomille romaine (*Chamaemelum nobile*).
- 1,5 ml d'HE de citronnelle (lemon-grass) (*Cymbopogon flexuosus*).
- Compléter avec de l'huile végétale de macadamia : Q.S.P. 20 ml.

20 gouttes du mélange en application sur l'abdomen ou sur les avant-bras, matin et soir, tout au long du cycle ou pendant les deux semaines précédant les règles

CHAPITRE 9

OLIGOTHÉRAPIE

LES OLIGOÉLÉMENTS SONT DES MÉTAUX OU DES MÉtalloïdes, déjà présents en quantité minime (inférieure à 1 mg/kg) ou à l'état de traces dans notre organisme. Ils sont indispensables à la vie et interviennent comme accélérateurs de réactions biochimiques cellulaires et cofacteurs hormonaux. Ils entrent dans la composition de nombreuses enzymes.

Certains oligoéléments sont indispensables au fonctionnement du corps humain. Ils sont dits essentiels. C'est le cas du chrome, du cuivre, du fer, de l'iode, du sélénium, du zinc. Le magnésium, le manganèse, le lithium sont potentiellement indispensables.

Ils ne peuvent pas être synthétisés par l'organisme et sont apportés par l'alimentation. Une alimentation déséquilibrée, les modes de culture (pollution par les engrais et les pesticides) et de raffinage notamment des huiles, les conservateurs, les méthodes de conservation et de cuisson sont responsables de déficits en oligoéléments. Ceux pour lesquels il existe le plus gros risque de carences sont le calcium, le chrome, le fer, le zinc, le sélénium.

Les conséquences sur la santé sont nombreuses : fatigue, moindre résistance au stress, aux infections, vieillissement de la peau, troubles de la mémoire et de la concentration, perte osseuse accélérée, troubles hormonaux (SPM), etc.

L'oligothérapie, appelée aussi médecine des fonctions, représente un outil efficace en complément des autres thérapeutiques conventionnelles et naturelles. Elle permet d'éviter ou de traiter des déséquilibres, certaines carences, de modifier les terrains en restaurant l'équilibre des éléments présents dans le corps.

QUELLE DIFFÉRENCE ENTRE OLIGOÉLÉMENTS ET MACROÉLÉMENTS ?

La différence est une notion de quantité quotidienne à apporter à l'organisme.

Les oligoéléments ou microéléments sont des minéraux essentiels en faible quantité, qu'une alimentation variée et équilibrée est susceptible d'apporter en quantité suffisante.

Les macroéléments sont présents pour plus de cinq grammes dans l'organisme. Ce sont des éléments structurants du corps, notamment au niveau du squelette osseux. Il s'agit du calcium, du phosphore, du magnésium, du potassium, du sodium.

Certains macroéléments présents en quantité normale dans le sang peuvent toutefois être prescrits, dans certains cas, sous forme d'oligoéléments qui vont agir à un autre niveau, enzymatique et hormonal.

Les oligoéléments du SPM

• **L'association zinc-cuivre** comme régulateur neuroendocrinien (hypophyse et ovaires).

• **Le magnésium** pour son action relaxante et sur le métabolisme général.

• **Le zinc** pour son implication dans le métabolisme général et en cas d'acné.

• **Le lithium** en cas de troubles psychiques (troubles du sommeil, irritabilité).

• **Le cobalt** en cas de migraines.

• **Le manganèse** en cas d'allergie ou d'hyperthyroïdie.

• **L'iode + l'association manganèse-cuivre** en cas d'hypothyroïdie.

• **Le potassium** pour son rôle dans la fonction surrénalienne et la régulation du métabolisme de l'eau, sous surveillance médicale.

• **Le molybdène** en cas de douleurs des seins. Il améliorerait la tolérance aux hormones féminines.

• **L'association cuivre-or-argent** pour son action sur la corticosurrénale en cas de grand effondrement psychique et physique (dépression, asthénie profonde).

Posologie recommandée après avis médical : une ampoule sous la langue une à deux fois par jour chaque jour du mois, en continu.

CHAPITRE 10

HOMÉOPATHIE

L'HOMÉOPATHIE, SEULE OU ASSOCIÉE À LA PHYTOthérapie, a toute sa place dans le traitement du SPM. Un traitement des symptômes, avec ou sans traitement du terrain, associe des souches hormonales diluées, dynamisées (lire encadré ci-après) comme *Folliculinum*, *Luteinum* ou *Progesteronum*, à des souches plus ciblées.

DYNAMISATION ET DILUTION

La teinture-mère d'une souche homéopathique est diluée dans un solvant. Par exemple, pour obtenir la dilution 1 CH (CH signifie « Centésimale Hahnemannienne » du nom de son inventeur), 1 volume de teinture-mère est dilué dans 99 volumes de solvant. Après dilution, la souche est secouée le plus souvent 100 fois. Cette étape de préparation du remède homéopathique est appelée succussion ou dynamisation. Elle augmenterait son pouvoir thérapeutique.

Folliculinum est la souche incontournable des situations **d'hyperœstrogénie** vraie ou relative, dont les signes prédominants sont : œdème, ballonnements, douleurs des seins, agressivité et tension psychique. Ses modalités collent au contexte : aggravation avant les règles, amélioration après les règles.

- 5 granules[31] (ou une dose) en 15 CH, au 14e jour du cycle.
- Autres protocoles :
  - – 5 granules en 9 CH les 7e, 14e et 21e jours du cycle.
  - – Une dose en 15CH les 8e et 20e jours du cycle.
  - – Chez les femmes porteuses d'un stérilet au lévonorgestrel (Mirena® ou Jaydess®), donc qui n'ont pas de règles : une dose en 15 CH tous les 15 jours.

En cas d'échec ou d'insuffisance de résultats, il est possible de remplacer *Folliculinum* par *Œstradolium* correspondant au 17-bêta-œstradiol, hormone œstrogénique principale de la femme.

En cas d'allergie aux œstrogènes, se manifestant par de l'eczéma ou de l'asthme au moment de l'ovulation : *Folliculinum* 9 CH 5 granules le 14e jour puis *Histaminum* 9 CH ou *Poumon histaminum* 9 CH 5 granules le 15e jour du cycle.

Luteinum (corps jaune) ou ***Progesteronum***, peuvent être associées l'une ou l'autre à *Folliculinum*.

- 3 granules[32] en 5 CH pendant dix jours, à commencer après l'ovulation le 15e jour du cycle.

31 5 granules = une dose pour certains, ½ dose pour d'autres ; sachant que la Sécurité sociale retire 0,5 euro de chaque dose valant 1,8 euro, sachant d'autre part qu'il y a environ 70 granules dans un tube, il y a tout lieu d'encourager la prescription de granules en remplacement des doses pour des raisons économiques et pratiques (ne pas aller chaque mois à la pharmacie).

32 Certains considèrent que 2 ou 3 granules ont le même effet thérapeutique, donc, à l'heure des économies 2 granules pourront être pris.

En cas d'hyperprogestéronémie vraie ou relative avec hypo-œstrogénie, les signes prédominants sont : céphalées, migraines, lombalgies, syndrome dépressif, repli sur soi.

• *Folliculinum* 5 CH : 3 granules le matin, tous les jours du cycle.

• *Luteinum* ou *Progestéronum* 30 CH : 5 granules (ou une dose) le 20e jour du cycle et éventuellement le 25e jour.

D'autres souches peuvent être ajoutées en fonction des symptômes ci-dessous.

Troubles physiques

SEINS DOULOUREUX, GONFLÉS OU TENDUS

• Seins douloureux, tendus, gonflés, en alternance d'un sein à l'autre, imposant le port du soutien-gorge la nuit, s'accompagnant parfois d'une angine prémenstruelle : *Lac caninum* 9 CH.

• Seins douloureux, lourds, congestifs, multiples nodules petits et denses dans des seins plus ou moins flétris, latéralité gauche : *Conium* 9 CH.

• Douleur des seins lancinante, mamelons douloureux, avec parfois la présence de nodules, indurés, sensibles, latéralité droite ; il y a une amélioration par la chaleur : *Phytolacca* 5 ou 7 CH.

• Seins chauds, lourds, durs, mastosiques (présence de nodules ou kystes bénins) imposant le port serré du soutien-gorge la nuit ; la douleur est piquante ; il y a une amélioration par le froid : *Bryonia* 5 CH.

• Douleur vive et pulsatile, sensation de chaleur : *Belladonna* 5 CH.

• Douleur avec tension et gonflement des seins, aggravée par le port du soutien-gorge, ne supportant pas ce qui serre, dans un contexte de suractivité et d'irritabilité ; amélioration immédiate à l'arrivée des règles : *Lachesis* 9 CH.

Posologie : 3 granules matin, midi et soir, du 15e jour du cycle jusqu'aux règles ou uniquement les jours où la douleur est présente.

CÉPHALÉES ET MIGRAINES

• Migraine ophtalmique le matin au réveil : *Cyclamen* 9 CH.

• Migraine congestive à gauche : *Lachesis* 7 ou 9 CH.

• Douleurs au niveau de la partie arrière de la tête et du cou : *Actea racemosa* 9 CH ; si douleurs de règles, 15 CH.

• Avec brûlures à l'estomac : *Iris versicolor* 9 CH.

• Douleur au-dessus de l'œil droit : *Sanguinaria* 5 CH.

• Douleur au-dessus de l'œil gauche : *Spigelia* 5 CH.

Posologie : 3 granules matin et soir du 15e jour du cycle jusqu'aux règles.

CONGESTION

• Rétention d'eau, œdème, cellulite au niveau du bas du corps, pesanteur pelvienne (bas du ventre), sécheresse des muqueuses, envie de sel, constipation, asthénie : *Natrum mur* 7 CH.

• Rétention d'eau générale : *Natrum sulf* 9 CH.

• Pesanteur pelvienne, ano-rectale, lombo-sacrée (en bas du dos), congestion utéro-ovarienne, hémorroïdes extériorisées et douloureuses, varices génitales et des membres inférieurs, agitation et humeur triste avant les règles : *Sepia* 9 CH.

• Congestion pelvienne et utéro-ovarienne, varices des membres inférieurs, hémorroïdes, hématomes sous-cutanés, palpitations, céphalées, bouffées de chaleur, angine rouge du côté gauche ; amélioration dès l'arrivée des règles : *Lachesis* 9 ou 15 CH.

• Pesanteur pelvienne, utérine tirant vers le bas, varices des membres inférieurs avec petites douleurs lancinantes, hémorroïdes peu douloureuses, règles en retard avec sensation de leur arrivée imminente, s'arrêtant la nuit, écoulements non irritants du nez et du vagin, aggravation par l'excès de sucres et de graisses : *Pulsatilla* 9 ou 15 CH.

• Pesanteur, congestion pelvienne, gonflement par rétention d'eau au niveau du bassin et des fesses, sensation de descente et d'irritation des organes génitaux, impression de malaise imminent, aggravation par la chaleur : *Lilium tigrinum* 9 CH ; en présence de phobies, d'angoisses ou d'obsessions : 15 CH.

Posologie : 3 granules matin et soir du 15e jour du cycle jusqu'aux règles.

TROUBLES HÉPATO-DIGESTIFS

• Faim impérieuse rapidement rassasiée, faim nocturne, envie de sucres, envie d'huîtres qui l'aggravent, flatulences sous-ombilicales : *Lycopodium* 9 CH.

• Nausées matinales, sensation d'estomac vide, langue chargée, envie de vomir en se brossant les dents : *Sepia* 9 CH.
• Langue rose, nausées, vomissements qui aggravent les troubles digestifs : *Ipeca* 5 CH.
• Facilité à digérer des aliments indigestes (tels que fromages, aliments acides) mais pas les aliments digestes : *Ignatia* 9 CH.
• Alternance de migraines, de reflux gastriques et de diarrhées brûlantes : *Iris versicolor* 9 CH.
• Constipation, hémorroïdes, spasmes digestifs, irritabilité avant les règles : *Nux vomica* 9CH.

Posologie : 3 granules matin et soir du 15e jour du cycle jusqu'aux règles.

TROUBLES DU SYSTÈME RESPIRATOIRE

• Angine démarrant avant les règles, d'un côté à un autre : *Lac caninum* 7 ou 9 CH.
• Angine rouge striée : *Phytolacca* 5 CH.
• Angine à gauche : *Lachesis* 9 CH.
• Angine à droite : *Lycopodium* 9 CH.
• Rhinite ou toux allergique : *Histaminum* 9 CH ; si asthme associé : *Poumon histaminum* 9 CH.

Posologie : 3 granules, matin et soir, du 15e jour du cycle jusqu'aux règles.

TROUBLES DERMATOLOGIQUES

• Urticaire : *Histaminum* 9 CH.
• Acné : *Sanguinaria* 9 CH, *Eugenia jambosa* 5 CH, *Kalium bromatum* 7 CH (kystes), *Selenium* 5 CH.

• Herpès labial et génital : *Echinacea* 5 CH, *Thymuline* 9 CH, *Vaccinotoxinum* 9 CH.

Posologie : 3 granules, matin et soir, du 15e jour du cycle jusqu'aux règles.

Troubles psychiques

• Anxiété, boule dans la gorge : *Ignatia* 9 ou 15 CH.

• Colère, irritabilité, autoritarisme, surmenage, troubles digestifs : *Nux vomica* 7 CH.

• Hyperactivité physique et psychique, besoin incontrôlé de parler (logorrhée), jalousie, colère, congestion, améliorés aussitôt par l'écoulement des règles : *Lachesis* 9 ou 15 CH.

• Dépression grave, fatigue, alternant avec phases d'agitation, d'hyperactivité (activités de ménage, de rangement avant les règles), aggravée par la consolation (évitement des contacts et repli sur soi) : *Sepia* 9 ou 15 CH.

• Dépression légère, disparaissant avec les règles, tendance à s'enfermer dans le noir, timidité, pleurs ; amélioration par la consolation, aversion pour les aliments gras : *Pulsatilla* 15 ou 30 CH.

• Anxiété, irritabilité, tristesse, dépression, repli sur soi, aggravation par la consolation : *Natrum mur* 15 ou 30 CH.

• Surestimation de soi, arrogance, hypersensibilité hystériforme, contexte de spasmophilie : *Platina* 15 ou 30 CH.

Posologie : 3 granules, matin et soir, du 15e jour du cycle jusqu'aux règles.

• Agression verbale, violence, cauchemars, insomnie : *Hyoscyamus* 9 CH, 5 granules (ou une dose) le 15e jour du cycle.

Chaque ordonnance doit être personnalisée puis adaptée en fonction de l'évolution et suivant le principe selon lequel « la femme est soignée au moyen d'une substance produisant expérimentalement chez une personne saine des symptômes semblables à ceux qu'elle présente ». Les informations données ci-dessus le sont à titre d'exemples.

Anthroposophie

La médecine anthroposophique préconise une vision du monde humaniste et fait suite aux travaux de Rudolph Steiner, un philosophe du XIXe siècle. Elle propose une prise en charge globale de l'être, en intégrant ses dimensions matérielles et spirituelles et sa capacité propre à participer à sa guérison. Elle utilise la phytothérapie et l'homéopathie (origine minérale, végétale ou animale).

Dans un premier temps :

• *Oenothera Argento culta* D3 : 15 gouttes le matin pendant la 1re moitié du cycle puis 15 matin et soir jusqu'aux règles.

Si les résultats sont insuffisants, ajouter ensuite :

• Préparation C195 (*Agnus castus* D2, *Melissa officinalis* D3, *Mucilago levistici* D2, *Origanum majorana* D3, *Phosphorus* D6, *Pulsatilla* D6, *Rosmarinus officinalis* S3) : 20 gouttes matin et soir, du dernier jour des règles jusqu'au premier jour des règles suivantes.

On peut se procurer ces produits en pharmacie.

Les Poconéols®

Il s'agit de complexes de plantes sauvages d'Amazonie, à la dilution homéopathique (donc avec dynamisation). La dynamisation d'un remède consiste après l'avoir dilué dans un solvant (de l'alcool le plus souvent) à le secouer 7 à 100 fois (selon les écoles) dans un flacon fermé. Cette technique transforme la substance en un médicament homéopathique efficace. Sans dynamisation, ce n'est pas un médicament homéopathique. Dans le cadre des Poconéols®, la dynamisation se fait 100 fois (on dit qu'elle est centésimale, 5 CH[33]). Ces plantes poussent loin de la pollution chimique artificielle, dans des conditions climatiques exceptionnelles (soleil, chaleur entre 30 et 40 °C, ombre, humidité) qui leur confèrent une vitalité tout à fait particulière.

Ces extraits de plantes ont été élaborés par le Père Jean-Louis Bourdoux (1876-1963), missionnaire franciscain à Poconé en 1905, un petit village en plein cœur de la forêt brésilienne dans le Mato Grosso. Impressionné par sa guérison à la suite des soins prodigués par les guérisseurs indiens, les *Curandeiros*, après une rechute de tuberculose, le Père Bourdoux s'intéressa à leur pratique ancestrale de la phytothérapie locale.

Il sélectionna jusqu'en 1921, 135 plantes médicinales non toxiques, traditionnellement employées sous forme de décoctions ou de compresses à partir des fruits, feuilles, écorces, racines ou résines.

---

33 Dilution centésimale hahnemannienne 5 CH = 10^{-10} soit un dix milliardième = 0,0000000001 ; 100 dynamisations par dilution.

De retour en France, secondé par une équipe de missionnaires ayant rapporté diverses plantes d'autres régions du globe, il mit au point 82 médicaments homéopathiques associant chacun trois à six plantes différentes fonctionnant en synergie, en vue d'actions thérapeutiques de drainage, de détoxication et de rééquilibrage du terrain. Les Poconéols® virent ainsi le jour, pour un coût modique, qui l'est resté à ce jour, et furent commercialisés en France en 1925.

Le complexe majeur est le Poconéol® 5 (*Myristica bicuiba* 5 CH, *Mespilodaphne pretiosa* 5 CH, *Echinodorus macrophyllus* 5 CH, *Viscum album* 5 CH, *Schinus molle* 5 CH, *Cereus grandiflorus* 5 CH) qui est régulateur du terrain circulatoire, auquel est associé le Poconéol® 54, (*Anethum fœniculum* 5 CH, *Cochlospermum insigne* 5 CH, *Ruta graveolens* 5 CH), qui agit sur le syndrome prémenstruel et les douleurs de règles.

On peut ajouter :

- Poconéol® 6 (*Sennebiera pinnatifida* 5 CH, *Croton campestris* 5 CH, B*ignonia copaia* 5 CH) pour les insuffisances glandulaires, en cas de déséquilibre hormonal.
- Poconéol® 50 (*Pulmeria lancifolia* 5 CH, *Polygonum acre* 5 CH, *Piptadoenia colubrina* 5 CH) pour les inflammations génitales, en cas de congestion pelvienne.
- Poconéol® 2 (*Carica papaya* 5 CH, *Acanthus volubilis* 5 CH, *Dorstenia multiformis* 5 CH, *Mimosa virginalis* 5 CH), régulateur du système nerveux, si nécessaire.
- Poconéol® 1 (*Costus spicatus* 5 CH, *Croton campestris* 5 CH, *Anchieta salutaris* 5 CH, *Robinia coccinea* 5 CH), draineur général, si nécessaire.

- Poconéol® 7 (*Laurus persea* 5 CH, *Ruiza fragrans* 5 CH, *Cassia occidentalis* 5 CH, *Piper umbellatum* 5 CH, *Achras sapota* 5 CH), draineur du foie et des reins, si nécessaire.

La posologie de chacun des complexes Poconéol® est de 10 à 15 gouttes de chaque le matin ou 3 à 5 gouttes 3 fois par jour. À acheter en pharmacie.

CHAPITRE 11

FLEURS DE BACH

Élaborés dans les années trente par Dr Edward Bach, les 38 élixirs floraux visent à induire une prise de conscience des attitudes mentales de chacun afin de retrouver l'harmonie intérieure. Une même maladie ne se développera pas de façon similaire chez tous. Le processus d'évolution de la maladie – stabilisation, aggravation, amélioration, disparition – dépend de l'état d'esprit de chacun. Le Dr Bach a observé une similitude entre des plantes et certains comportements humains et ainsi élaboré 38 remèdes dont il a confirmé l'efficacité.

Les fleurs de Bach agissent ainsi sur l'aspect émotionnel du SPM. Par définition toutes les situations évoquées apparaissent ou sont exacerbées avant les règles et disparaissent ou s'améliorent pendant le reste du cycle. La prise bien ciblée de fleurs de Bach permet de restaurer l'équilibre intérieur.

Ces élixirs sont originellement fabriqués de deux façons, selon les plantes et la partie de la plante utilisée. Ils sont issus de la rencontre et de la fusion d'un végétal, d'une eau de source et du soleil.

Pour 20 plantes, la macération solaire

Les fleurs, fraîchement cueillies avant 9 heures du matin, à leur floraison maximale, sont mises à macérer dans un bol d'eau de source pendant au moins trois heures, au plus fort du soleil, sous un ciel sans nuage (200 à 300 g de pétales de fleurs non pollinisées pour 3 litres d'eau de source). L'eau de macération est ensuite filtrée puis diluée pour moitié avec de l'alcool dans un flacon de verre fumé. Le mélange est secoué pendant une minute puis le flacon est recouvert d'un tissu pendant deux jours.

Pour 18 plantes, l'ébullition

Les brindilles, les rameaux et certaines fleurs, cueillis un matin ensoleillé, sont mis à bouillir une demi-heure à 100 °C dans de l'eau minérale. On laisse refroidir l'eau puis l'on procède selon la méthode précédente.

On obtient ainsi, avec ces deux procédés, une essence-mère (parfois faussement appelée teinture-mère) dont on verse 4 ml dans un litre de cognac biologique à 40 °. Ceci permet d'obtenir la première dilution de l'élixir, qui est la forme thérapeutique. L'élixir floral du Dr Bach est donc du cognac dilué dans une eau pure.

Quelles fleurs pour soulager le SPM

- La fleur de Bach Noyer (*Walnut*) : spécifique de l'adaptation au changement, elle aide à passer des étapes difficiles, en l'occurrence cette période de déséquilibre du SPM qui revient à chaque cycle.

• La fleur de Bach Moutarde (*Mustard*) : elle concerne la femme mélancolique, triste « à en mourir », qui se réfugie dans le sommeil pour fuir cette période soudaine de dépression et parce qu'à ce moment du cycle, plus rien ne l'intéresse.
• La fleur de Bach Impatience (*Impatiens*) : active contre l'irritabilité, l'impatience, parfois la colère, elle soutient la femme pour laquelle rien ne va jamais assez rapidement et qui « va plus vite que le vent ».
• La fleur de Bach Hêtre (*Beech*) : dans cette période du cycle, la femme voit tout et tous en négatif ; son degré de tolérance est nul ; son seuil d'exigence est maximal notamment pour l'ordre, la ponctualité et ce qu'elle attend des autres.
• La fleur de Bach Houx (*Holly*) : la femme est submergée par des sentiments de jalousie, de suspicion, de méfiance de haine, de désir de vengeance parce que tout est mieux chez les autres que chez elle ; elle peut aussi se réjouir du malheur des autres et s'enfermer dans une spirale négative infernale.
• La fleur de Bach Saule blanc (*Willow*) : acariâtre, amère, envieuse, plaintive, la femme s'apitoie sur son sort ; ses pensées sont constamment négatives, contre les autres, contre la vie, contre le destin.
• La fleur de Bach Prune de Mombin (*Cherry plum*) : une peur irraisonnée de lâcher, de perdre pied, de perdre le contrôle de soi s'installe et peut même s'accompagner d'une crainte de faire du mal à soi-même ou à autrui ; ce remède peut aider à sortir du surmenage avant le *burn-out* total.

• La fleur de Bach Charme (*Hornbeam*) : la fatigue est intense, donnant l'envie de retourner se coucher sitôt levée et d'annuler le programme de la journée ; ne voulant surtout pas être dérangée, la femme se complaît dans l'« art » de remettre les choses au lendemain (procrastination) ;
• La fleur de Bach Pommier sauvage (*Crab apple*) : une envie de se purifier le corps et l'esprit habite la femme afin de retrouver un équilibre intérieur ; pour certaines, il s'agit de se libérer d'une sensation de honte, de saleté, en lien avec le sang des règles.

Posologie : Elle est identique pour toutes les fleurs de Bach : 2 gouttes 4 fois par jour tous les jours du mois, pendant au moins trois mois.

• Les fleurs de Bach *Rescue* : dans des moments de stress intense, de crises d'angoisse ou d'état de panique, 4 gouttes de ce mélange « urgence, à l'aide » sur la langue, toutes les 5 à 10 minutes, jusqu'à amélioration.

CHAPITRE 12

MÉDECINE TRADITIONNELLE CHINOISE

La médecine traditionnelle chinoise (MTC) comprend diverses techniques comme l'acupuncture, l'acupressure, la moxibustion (stimulation des points d'acupuncture par la chaleur), la phytothérapie chinoise, des mesures diététiques, le massage chinois et le qi gong.

En lien avec la théorie du Yin et du Yang et celle des cinq éléments (Bois, Feu, Terre, Métal, Eau), la circulation de l'énergie vitale, le *qi*, se fait le long de circuits énergétiques appelés méridiens. Il existe 12 méridiens principaux liés à un organe ou des entrailles qui sont interconnectés :

- 5 reliés à un organe (Yin) : foie, poumon, cœur, rate, reins ;
- 5 reliés à une entraille (Yang) : vésicule biliaire, intestin grêle, estomac, gros intestin, vessie ;
- 2 fonctions reliées entre elles : maître du cœur, triple réchauffeur.

Il y a de plus 8 méridiens extraordinaires dont les vaisseaux, Gouverneur, Conception, Carrefour et Ceinture, sont en relation avec la physiologie féminine. Sur chaque méridien se trouvent de nombreux points qu'il est possible de piquer avec des aiguilles (acupuncture), de presser (acupressure) ou de chauffer avec un bâton d'armoise (moxibustion).

Le praticien de médecine chinoise procède à un interrogatoire détaillé puis à un examen clinique complet avec observation de la langue (enduit, couleur, texture) et prise des pouls chinois (12 pulsations, 6 à chaque poignet). En cas de maladie, la circulation du *qi* et du sang (le *qi* contrôle le sang) est perturbée au niveau de certains méridiens.

En cas de SPM, le méridien du foie, responsable de la circulation veineuse et de l'harmonisation du flux d'énergie, est affecté avec, souvent, une stagnation du *qi* du foie et une génération de chaleur. Ce méridien est très vulnérable aux émotions comme la colère et la frustration.

Les méridiens de la rate, du rein, du poumon peuvent être concernés aussi, avec des symptômes différents selon ceux qui sont en cause :

- Bois/foie : migraine, seins douloureux, insomnie, irritabilité, nuque raide ;
- Terre/rate : envie de sucre, fatigue, ballonnements, diarrhées ou constipation ;
- Métal/poumon : acné, tristesse ;
- Eau/rein : douleurs au niveau du dos, idées noires.

L'acupuncture, par son action sur la régularisation adaptée du flux énergétique, peut normaliser le cycle, améliorer les douleurs de règles et le SPM, optimiser le flux des règles, aider à mieux gérer les émotions.

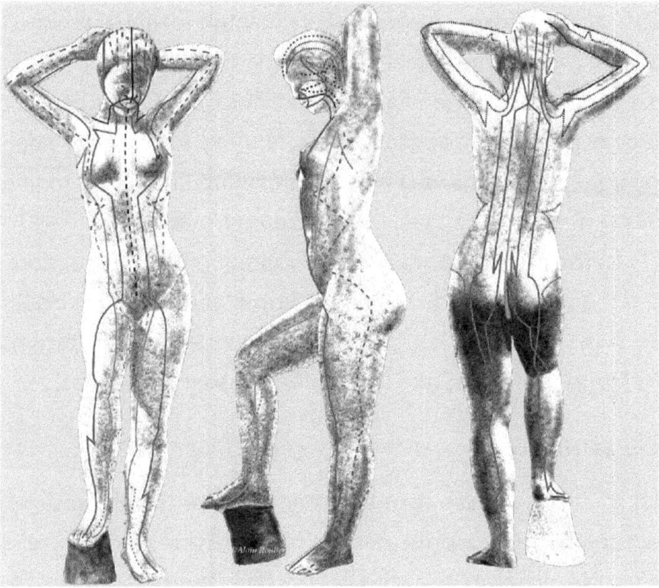

La pharmacopée chinoise (phytothérapie) fait suite au traitement énergétique avec la prescription personnalisée et hiérarchisée d'un mélange de plantes chinoises spécifiques, selon les mêmes lois de la MTC. Des informations sur la diététique viennent compléter la prise en charge avec le conseil, si nécessaire, de pratiquer des massages énergétiques chinois (Tuina) et le qi gong de façon régulière.

Deux plantes chinoises pouvant être prescrites en unitaire sont particulièrement intéressantes dans la prise en charge du SPM :

- angélique chinoise, *Angelica sinensis* ou *Dong Quai*, surnommée la « panacée gynécologique », racine : antispasmodique, anti-inflammatoire, analgésique, calmante ; tonifie le sang, en affinité avec les méridiens du foie et de la rate ;

• pivoine de Chine, *Paeonia lactiflora* ou *Bai Shao Yao*, racine pelée : antispasmodique, anti-inflammatoire, analgésique, hypotensive, calmante ; élimine la chaleur, tonifie le sang, en affinité avec le méridien du foie.

La forme traditionnelle de préparation est la décoction : 3 cuillères à soupe de racine par litre d'eau qu'on fait bouillir 5 minutes. On les trouve sous d'autres présentations (teinture-mère, gouttes sans alcool, extrait en gélules).

Le shiatsu

Le shiatsu, thérapie manuelle par étirements ou pressions, est fondé sur les principes de la médecine traditionnelle chinoise. Il rétablit la circulation des énergies, détoxifie, stimule la circulation des flux, dénoue les tensions et améliore ainsi le SPM.

La digitopuncture

La digitopuncture ou acupressure chinoise est une technique parallèle à l'acupuncture. Pratiquée par des médecins et, plus souvent, par des non-médecins, elle stimule des points énergétiques sur des méridiens par massage avec les doigts ; le rééquilibrage énergétique qui en découle a des incidences positives sur le SPM.

Dans tous les cas, une consultation auprès d'un professionnel de la médecine traditionnelle chinoise optimisera les chances de guérison du SPM.

CHAPITRE 13

AURICULOTHÉRAPIE

L'AURICULOTHÉRAPIE, OU ACUPUNCTURE DES OREILLES, traite la maladie en stimulant, généralement par des aiguilles, divers points correspondant aux organes malades. Deux cents points ont été répertoriés sur la zone pavillonnaire de l'oreille, la totalité du corps y est représentée. Ces points sont en lien direct avec le système nerveux et le cerveau, ceci a été démontré sur un plan scientifique.

Les points à traiter sont repérés par un détecteur électrique et confirmés par la modification du pouls radial (pouls de Nogier). Les points sensibles sont traités le plus souvent par de petites aiguilles insérées (à 1 mm) qui sont retirées en fin de séance (30 min) ou par l'introduction d'aiguilles semi-permanentes qui tomberont toutes seules deux à trois semaines plus tard. Ces points peuvent aussi être stimulés par du laser ou des ondes électromagnétiques.

Cette discipline existe depuis la nuit des temps : 3 000 ans avant J.-C. Redécouverte par un Français, le Dr Paul Nogier, dans les années soixante-dix, elle est mise en forme explicite par ses élèves, les Dr René Kovacs et René Bourdiol, jusqu'en 1985.

Puis, dès 1988, le neurophysiologiste David Alimi[34], en utilisant les techniques modernes et performantes de neuro-imagerie, fait la démonstration scientifique de ses mécanismes d'action thérapeutique.

Elle est enseignée à la faculté de médecine dans le cadre d'un diplôme interuniversitaire (DIU) depuis 2006 et pratiquée dans les hôpitaux depuis 1990.

Référencée dans la plupart des bibliothèques médicales internationales, elle vient de bénéficier d'une nouvelle nomenclature internationale approuvée par l'Agence nationale de sécurité du médicament et des produits de santé (ANSM, ex-Afssaps) et l'Assistance publique des hôpitaux de Paris.

L'auriculothérapie présente de nombreux intérêts dans le syndrome prémenstruel (SPM).

Exemple de schéma thérapeutique

Pour l'instabilité émotionnelle liée aux fluctuations des taux d'œstrogènes et de progestérone, avec nervosité, irritabilité, céphalée voire dépression.

Deux à 3 séances espacées de 2 à 3 mois peuvent suffire à améliorer ou à supprimer les symptômes. Le médecin auriculothérapeute s'efforcera d'adapter les stratégies thérapeutiques aux particularités et aux réponses de la femme. Un suivi à long terme peut être nécessaire dans certains cas.

34 Le Dr David Alimi, neurophysiologiste, auriculothérapeute, directeur du DIU d'auriculothérapie, attaché des hôpitaux de Paris, membre titulaire de la Société des neurosciences, a eu la gentillesse, en tant qu'expert, de rédiger ce paragraphe.

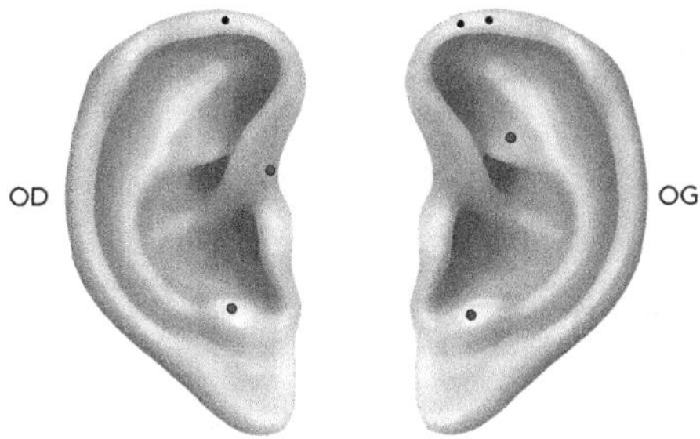

Les points à stimuler en cas d'instabilité émotionnelle

Pour le syndrome rétentionnel lié aux perturbations des perméabilités capillaires, dues à une hypersécrétion d'aldostérone ou d'hormone antidiurétique et entraînant des œdèmes interstitiels et/ou des membres inférieurs, avec tensions mammaires et du bas-ventre (pelviennes).

Une séance d'auriculothérapie 3 à 7 jours avant les règles, planifiée par le médecin auriculothérapeute en fonction des symptômes de la femme, permettra le plus souvent d'y remédier, au bout de quelques cycles.

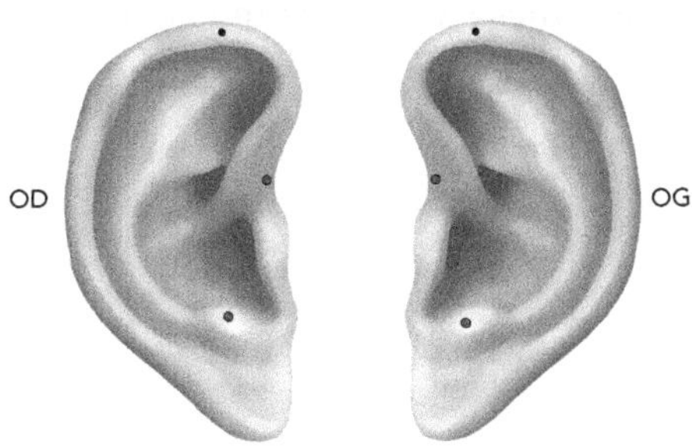

Les points à stimuler en cas de syndrome retentionnel

Pour l'irrégularité menstruelle accompagnant souvent le SPM et liée à des altérations des rythmes des neuromédiateurs gérant la périodicité des sécrétions hormonales. Cette irrégularité majore les symptômes de base du SPM et génère des troubles intestinaux et une modification de l'appétit.

Les séances d'auriculothérapie seront alors calées sur les rythmes des neuromédiateurs concernés (chronobiologie) et réglées par le médecin dans le but d'une resynchronisation. En général 3 à 4 séances seront nécessaires, adaptées ensuite aux effets chez la femme.

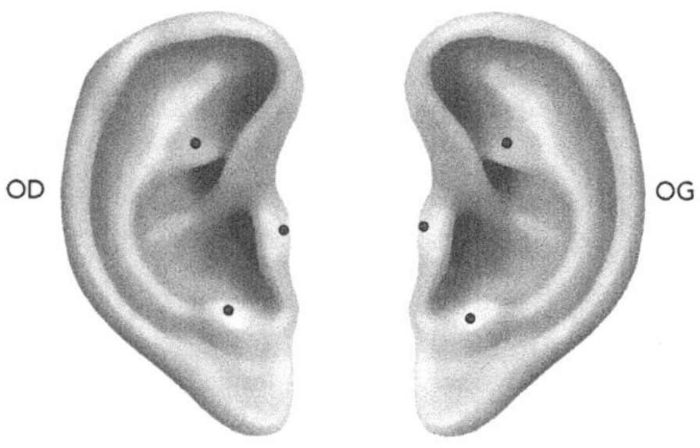

Les points à stimuler en cas d'irrégularité menstruelle

CHAPITRE 14

OSTÉOPATHIE

L'OSTÉOPATHIE[35] EST UNE MÉTHODE DE SOINS QUI s'emploie à déterminer et à traiter les défauts de mobilité qui peuvent affecter l'ensemble des structures composant le corps humain.

Le traitement par l'ostéopathie générale, crânienne et gynécologique est indispensable.

Les SPM peuvent trouver leurs origines « mécaniques » dans des séquelles cicatricielles qui maintiennent l'utérus dans une position trop latérale, par exemple dans les suites de césarienne ou d'une intervention pour retirer un fibrome. Toutes les pertes de mobilité de l'utérus affectent « la vidange veineuse et lymphatique », modifient la qualité de la vascularisation artérielle et l'arrivée de l'information neurohormonale.

L'utérus peut être aussi maintenu dans une mauvaise position par les ligaments qui le solidarisent à la structure osseuse, elle-même en restriction de mobilité. Il en est de même concernant la mobilité des vertèbres

35 Mme C. Ageron-Marque, ostéopathe, sage-femme, enseignante, a rédigé ce texte sur l'intérêt de l'ostéopathie dans le SPM. www.ageronmarque.fr

lombaires (bas du dos) dont la résultante peut être des vasoconstrictions locales et des sensations irritantes pelviennes.

Dans des périodes de stress, d'une manière générale, nous serrons les dents, ce qui modifie le mouvement crânien et particulièrement la vascularisation à ce niveau (où sont localisés l'hypothalamus et l'hypophyse), ce qui va avoir un effet sur la circulation de l'information hormonale. Ainsi, aussi bien au niveau local que général, toutes les pertes de mobilité des tissus (osseux, articulaire, musculaire, ligamentaire, enveloppes des structures du corps [fascia]) et des différents liquides en perturbent la fonction.

Le SPM est une manifestation d'une dystonie neurovégétative : c'est un dérèglement global de la partie du système nerveux végétatif qui agit sur les hormones, la circulation sanguine, le système digestif, etc. (le système neurovégétatif appelé aussi système nerveux autonome est la partie du système nerveux qui agit sur tout ce qui est indépendant de la volonté). Il peut donc être pris en charge par l'ostéopathie en complémentarité avec les autres approches médicales et naturelles.

Pratiquée de manière régulière, l'ostéopathie permet de rétablir l'équilibre du bassin, la libre circulation de tous les flux (artère, veine, lymphatique, système neurovégétatif) et une bonne dynamique des organes du petit bassin, les uns par rapport aux autres.

La méthode Mézières (système de rééducation basé sur le travail des postures) et la fasciathérapie (traitement manuel visant à libérer les tensions et blocages au niveau des fascias qui recouvrent ou enveloppent et réunissent comme par une toile d'araignée les structures de notre corps) peuvent compléter l'ostéopathie – qui travaille aussi sur les fascias mais pas uniquement – lors de certaines situations figées en profondeur.

CHAPITRE 15

RELAXATION

Les techniques de détente et de relaxation sont nombreuses et chaque femme peut facilement en trouver une qui correspond le mieux à sa sensibilité.

Le yoga, la sophrologie, le tai-chi, le qi gong, la méditation, la méditation de pleine conscience (*Mindfullness* méditation), la relaxation profonde sont des pratiques que l'on utilise avec beaucoup de succès pour une meilleure connaissance et maîtrise de soi. Elles permettent également de soulager le stress et les symptômes qui y sont associés.

Certaines femmes trop perturbées par des signes psychiques peuvent être amenées à consulter un psychiatre ou un psychologue.

Psychothérapie classique, thérapie cognitive et comportementale, hypnothérapie, EMDR (*Eye movement desensitization and reprocessing* pour Mouvement des yeux, désensibilisation et retraitement de l'information), décodage psychocorporel, constellations familiales... sont autant d'outils qui peuvent soulager le syndrome prémenstruel (lire encadré page suivante).

PERTURBATIONS PSYCHIQUES :
LES THÉRAPIES QUI ONT FAIT LEUR PREUVE

La thérapie cognitivo-comportementale (TCC) est une thérapie brève, qui vise à remplacer les idées négatives et les comportements inadaptés par des pensées et des réactions en adéquation avec la réalité et à mettre en place de nouveaux comportements.
L'hypnothérapie est une technique de modification temporaire de la conscience qui permet l'accès et le travail en « conscience » (modifiée) sur des blessures inconscientes.
L'EMDR remet en route des processus bloqués par des traumatismes, par la pratique de mouvements oculaires semblables à ceux qui se produisent au cours du rêve. Les émotions liées aux traumatismes sont revécues, puis émotions et représentations se séparent. La personne ne va plus souffrir quand elle repensera à l'événement traumatisant.

La méthode Aviva Steiner

Enseignée en France par Gianna Dupont[36], cette méthode vise, par des exercices spécifiques, à prendre conscience, percevoir, ressentir puis harmoniser et sentir sur commande, l'intégralité du système génital. Les exercices

36 Formatrice de yoga dans la région parisienne et vice-présidente de la fédération nationale des enseignants de yoga-France. Ses recherches l'ont amenée à approfondir un travail pratique et spécifique sur la femme et la sphère génitale.

visent à commander toute la zone : périnée, sphincters urinaire, vaginal et anal, vulve, vagin, utérus, trompes, ovaires. Ils provoquent une vascularisation spécifique, un drainage, une stimulation énergétique locale. Ces actions sont susceptibles d'engendrer des effets thérapeutiques ; ils sont sinon préventifs et garants d'un bon équilibre du corps et donc du cycle menstruel.

Les massages

Les massages de toutes sortes provoquent une détente, un bien-être du corps et de l'esprit, aident au drainage et à la détoxication, améliorent les circulations veineuse et lymphatique ; ils permettent une meilleure connaissance et acceptation de son corps qui est le chemin vers la santé (massages amma, aux pierres chaudes, balinais, cachemirien, californien, coréen, hawaïen, suédois, holomassage, chinois Tui Na, thaïlandais, ayurvédique, etc.).

CHAPITRE 16

AUTRES TECHNIQUES SUSCEPTIBLES D'AMÉLIORER LE SPM

La luminothérapie

Le recours à des lampes puissantes de luminothérapie médicale est conseillé pour les femmes souffrant de SPM, et plus particulièrement de troubles émotionnels (5 000-10 000 lux). Ce traitement « chronothérapique » peut être suivi durant une à deux semaines avant les règles. On pratique des séances de 30 minutes chaque soir entre 18 et 21 h (10 000 lux) pour retarder le rythme. En cas d'insomnie, il faut basculer le traitement le matin. Certaines femmes voient leur SPM amélioré par des séances matinales, notamment l'état dépressif prémenstruel.

Le drainage lymphatique manuel

Il peut être associé à toutes ces thérapeutiques. Pratiqué par des masseurs-kinésithérapeutes, il peut être remboursé sur prescription médicale. Le médecin en respectera les contre-indications (cancer évolutif, insuffisance cardiaque, état infectieux ou anti-inflammatoire local, thrombose veineuse). La séance qui peut être hebdomadaire dure une heure.

Il agit sur tous les phénomènes congestifs du SPM. Des pressions lentes, profondes et régulières sont effectuées au niveau des ganglions lymphatiques afin de stimuler la circulation lymphatique. Cette pratique permet d'évacuer les toxines, d'améliorer la congestion pelvienne, les circulations veineuse et capillaire et de lutter contre la rétention d'eau. Elle va de plus générer une sensation de détente.

La réflexologie plantaire

La réflexologie plantaire s'intéresse à des points spécifiques au niveau de la plante des pieds. Par la stimulation de zones ou de points réflexes, correspondant à des organes ou des fonctions organiques, en lien avec les méridiens, cette approche améliore les symptômes physiques et psychiques du SPM. La réflexologie peut être pratiquée également au niveau des mains, des oreilles, du visage, du crâne.

La réflexologie endonasale

La sympathicothérapie ou réflexologie endonasale stimule le système nerveux autonome ou neurovégétatif[37]. Un stylet parfois imbibé d'huiles essentielles est introduit

37 Partie du système nerveux responsable des fonctions automatiques du corps, indépendantes de la volonté ; il est notamment constitué du système sympathique et du système parasympathique qui ont des fonctions opposées.

dans la cavité nasale successivement au niveau des trois cornets. Là encore, il existe des zones réflexes en lien avec les organes et fonctions du corps. Cette manipulation n'est pas douloureuse. La séance se fait en position allongée et dure 30 minutes. La réflexologie endonasale permet notamment de corriger les déséquilibres neurovégétatifs[38] responsables, en partie, des manifestations prémenstruelles.

Le bain dérivatif

Le bain dérivatif diminuerait la rétention d'eau prémenstruelle et les douleurs de règles. Il consiste à rafraîchir 10 à 20 min par jour par friction avec de l'eau fraîche les plis inguinaux, se trouvant entre la cuisse et le pubis et la zone du périnée. Une poche de gel spécifique, adaptée à l'anatomie féminine, sortant du congélateur peut remplacer ces frictions (ne pas utiliser de glaçons) ; on la positionne comme une serviette hygiénique sur le sous-vêtement.

L'action de la chaleur

En cas de douleurs de règles, mettre une bouillotte chaude, une ceinture chauffante, un coussin ou un patch chauffant sur la zone pelvienne et/ou le bas du dos. Un bain chaud a également des effets bénéfiques sur les douleurs.

---

38 En lien avec les neurotransmetteurs du système nerveux autonome ou neurovégétatif (adrénaline, noradrénaline, acétylcholine).

Les cures thermales

On peut présenter principalement cinq stations thermales :

- Evaux-les-Bains (eaux radioactives, sulfatées sodiques peu minéralisées, à forte teneur en lithium, 60 °C) : nombreuses indications gynécologiques ; indications conjointes : phlébologie et rhumatologie.
- Challes-les-Eaux (eaux sulfurées, iodurées, bromurées, bicarbonatées, sodiques) : nombreuses indications gynécologiques ; indications conjointes : ORL et pneumologie.
- Luxeuil-les-Bains (eaux ferromanganésiennes, chlorosulfatées sodiques, légèrement alcalines, siliceuses et sulfatées, 59 °C et 49 °C) : nombreuses indications gynécologiques ; indications conjointes : phlébologie et rhumatologie.
- Luz-Saint-Sauveur (eaux sulfurées sodiques, alcalines, toniques et sédatives) : nombreuses indications gynécologiques ; indications conjointes : phlébologie et ORL.
- La-Léchère-les-Bains (eaux sulfatées calciques et magnésiennes, 62 °C) : plus particulièrement pour les douleurs pelviennes chroniques ; indications conjointes : phlébologie et rhumatologie.

On peut citer également les stations de Bagnoles-de-l'Orne, Bourbon-l'Archambault, Salies-de-Béarn, Salies-du-Salat et Ussat-les-Bains.

Certaines cures thermales sont prises en charge par la Sécurité sociale.

On n'oubliera pas l'intérêt de la thalassothérapie, de la balnéothérapie, de l'hydrothérapie (douches et bains bouillonnants, compresses chaudes, hammam et aussi bains de boue).

CONCLUSION

Il existe autant de traitements que des syndromes prémenstruels et il existe autant de syndromes prémenstruels que de femmes. Chacune présente un dysfonctionnement qui lui est propre, en fonction de son histoire, tant au niveau de son vécu physique que psychique. Le traitement passe aussi par sa prise de conscience de la relation qui existe entre une mauvaise gestion des stress et l'instauration ou l'aggravation d'un syndrome prémenstruel. Les thérapeutiques naturelles sont efficaces et doivent être proposées avant de mettre en place des traitements hormonaux non dénués d'effets secondaires.

LEXIQUE

A

Accident thromboembolique veineux

Maladie thromboembolique artérielle appelée également thrombose veineuse. Elle se manifeste sous forme de phlébite qui désigne la formation d'un caillot dans une veine superficielle ou profonde. Le caillot, en cas de thrombose veineuse profonde, peut venir bloquer une artère pulmonaire, on parle alors d'embolie pulmonaire.

Accident vasculaire cérébral (AVC)

Maladie thromboembolique artérielle. Il existe deux sortes d'AVC : ischémique et hémorragique. L'AVC ischémique est la conséquence d'un arrêt de l'irrigation sanguine d'une zone du cerveau qui prive ce dernier de l'oxygène et des nutriments dont il a besoin. Il résulte de l'obstruction d'un vaisseau sanguin ou d'une artère du cerveau par un caillot qui réduit ou bloque la circulation du sang. On parle aussi d'infarctus cérébral. L'AVC hémorragique peut également être la conséquence de la rupture d'un vaisseau sanguin entraînant un épanchement de sang à l'intérieur ou à la surface du cerveau en lien avec l'hypertension artérielle.

Adaptogène

Agent permettant à un organisme de s'adapter aux effets néfastes des stress physique, chimique ou biologique et à retrouver l'équilibre des fonctions internes.

Aldostérone

Hormone sécrétée par la corticosurrénale qui joue un rôle important dans la régulation de la pression artérielle et l'équilibre entre le sodium et le potassium.

Antiandrogène

Qui freine l'effet des androgènes comme la testostérone.

Antigonadotrope

Qui freine la synthèse et la libération des hormones stimulant les ovaires, les gonadotrophines, LH (hormone lutéinisante) et FSH (hormone folliculostimulante).

Antiœstrogène

Qui entre en compétition avec les œstrogènes ou les freinent sans bloquer leur sécrétion mais en prenant leur place au niveau des récepteurs sur les cellules.

Antiprolactine

Qui freine la sécrétion de prolactine. (Voir Prolactine.)

Antispasmodique

Qui permet de lutter contre les spasmes musculaires. Agit au niveau des fibres musculaires lisses du tube digestif, des voies urinaires et du muscle de l'utérus.

Axe hypothalamo-hypophysaire

Composante du système nerveux central, il intervient dans la régulation des grandes fonctions physiologiques. Sous la dépendance du cortex cérébral et de ses neurotransmetteurs, il est constitué de deux glandes, l'*hypothalamus* et l'*hypophyse*. La première commande l'hypophyse via des neurohormones (ocytocine, vasopressine), la seconde commande les organes internes par le système endocrinien et ses hormones périphériques.

B

Bêta-endorphines

Sécrétées par l'hypophyse, ces hormones ont un effet antidouleur similaire à celui exercé par les opiacés.

C

Catécholamines

Synthétisées à partir de la tyrosine, elles jouent le rôle d'hormone ou de neurotransmetteur. Les catécholamines les plus courantes sont l'*adrénaline* (épinéphrine), la *noradrénaline* (norépinéphrine) et la *dopamine*.

Chloasma

Affection bénigne de la peau se manifestant par des taches brunes plus ou moins foncées apparaissant sur le visage.

Cofacteur

En biochimie, substance dont la présence est nécessaire pour qu'une réaction enzymatique (réaction chimique ou biochimique catalysée par une enzyme) puisse se produire.

Cortisol

Appelé aussi hormone du stress, c'est une hormone produite par les glandes surrénales qui intervient notamment dans la gestion du stress et permet à l'organisme de maintenir le taux de glucose dans le sang pour nourrir les muscles, le cœur, le cerveau, dans une situation de stress prolongée.

E

Embolie pulmonaire

Il s'agit d'un caillot circulant dans le sang qui vient boucher une artère pulmonaire alimentant les poumons. C'est la principale complication de la phlébite.

Endorphines

Hormones sécrétées par le cerveau et plus précisément par l'hypophyse et l'hypothalamus. Ces hormones ont des effets proches de ceux de la morphine utilisée en guise de médicament antalgique. Elles sont émises dans des moments d'effort physique, d'excitation intense, de douleur, ou d'orgasme. Les endorphines tout comme la morphine agissent sur la douleur en se fixant sur les récepteurs morphiniques situés dans le thalamus au niveau des centres régissant la douleur. Elles provoquent également des sensations de bien-être et de relaxation.

F

Fasciathérapie

Traitement manuel visant à libérer les tensions et blocages au niveau des fascias qui recouvrent ou enveloppent et réunissent comme par une toile d'araignée les structures de notre corps.

Fébrifuge

Médicament qui fait baisser la fièvre.

G

Gonadotrophines

Hormones sécrétées par l'hypophyse : FSH (hormone folliculostimulante), LH (hormone lutéinisante) et HCG (gonadotrophine chorionique humaine), qui jouent des rôles importants, chez la femme, mais aussi chez l'homme, dans le processus de reproduction.

Graisses trans et hydrogénées

Acides gras insaturés (en hydrogène), ces graisses se trouvent naturellement essentiellement dans les viandes de bœuf et de mouton et les produits laitiers. Mais les graisses hydrogénées, elles, sont également présentes dans les plats préparés, les confiseries, les biscuits, les viennoiseries, les pâtes à tarte, les pâtes à tartiner, les chocolats commerciaux, les pâtisseries commerciales, les céréales, les barres granola, le beurre d'arachide (non naturel), la margarine faite d'huiles hydrogénées ou partiellement hydrogénées, le saindoux, certains aliments « santé » des rayons des supermarchés, etc. Une consommation régulière et en trop grande quantité augmente les risques de problème cardio-vasculaire.

H

Hémostatique

Médicament qui permet de stopper une hémorragie.

Holomassage
Ensemble de techniques orientales de massage destinées à aboutir à une complète relaxation du corps et de l'esprit. Le terme « holos » vient du grec qui veut dire global.

Hormone antidiurétique
Hormone appelée vasopressine dont l'action est de diminuer le volume des urines.

Hormones stéroïdes
Hormones incluant les glucocorticoïdes, les minéralocorticoïdes, les androgènes (dont la testostérone), les œstrogènes et les progestatifs (la progestérone).

Hyperandrogénie
Sécrétion excessive d'androgènes.

Hypnotique
Somnifères appartenant à une classe de médicaments ayant la propriété d'induire le sommeil chez des patients qui souffrent de difficultés d'endormissement et/ou de réveils précoces.

Hypo-œstrogénie
Sécrétion de quantités anormalement faibles d'œstrogènes par les ovaires.

Hypotenseur
Médicament capable de faire baisser la pression sanguine dans les artères.

I

Ictère cholestatique
Jaunisse liée à un défaut d'évacuation de la bile.

Index glycémique

Critère de classement des glucides. L'index glycémique part des glucides auxquels l'index 100 a été donné, signifiant que lorsqu'il arrive dans l'intestin le glucide est absorbé en totalité (tout va dans le sang). À partir de là, les glucides sont classés en fonction de leur propension à élever la glycémie (quantité de glucose dans le sang).

Infarctus du myocarde

Mort (nécrose) d'une zone plus ou moins étendue du muscle cardiaque. Il se produit lorsqu'une artère coronaire s'obstrue.

Insuffisance lutéale

Insuffisance de sécrétion de progestérone en seconde partie de cycle.

Insuline

Hormone sécrétée par les cellules bêta des îlots de Langerhans du pancréas. Son rôle principal est de réguler les niveaux de sucre sanguin (glycémie).

M

Macroprogestatifs

Médicaments à action progestative.

Massage amma

L'*anma* ou *amma* (按摩?, littéralement « calmer avec les mains ») est une technique de massage japonais d'origine chinoise. L'*anma* a été inventée en Chine sous le nom *anmo* et adoptée par les Japonais il y a plus d'un millénaire.

Massage chinois Tui Na

Massage ayant pour objectif de permettre une meilleure circulation des énergies et du sang. Il consiste à stimuler notamment les points d'acupuncture sur la totalité ou une partie du corps.

Méthode Mézières

Système de rééducation basé sur le travail des postures, de la respiration et des étirements.

N

Neurohormone

Messager chimique produit par un neurone et qui agit comme une hormone.

Neuromédiateur

Il est aussi appelé médiateur chimique ou neurotransmetteur. Il s'agit d'une substance chimique qui est fabriquée par l'organisme et qui permet aux cellules nerveuses (les neurones) de transmettre l'influx nerveux (le message) entre elles ou entre un neurone et une autre variété de cellules de l'organisme (les muscles, les glandes).

Neurotransmetteur

Voir Neuromédiateur.

O

Œdèmes interstitiels

Œdème touchant le tissu de soutien organisé autour des cellules spécifiques ou nobles d'un organe donné.

Œstrogènes

Hormones féminines sécrétées par les ovaires qui agissent sur de nombreux tissus de l'organisme féminin.

P

Paraphlébite

Appelée aussi périphlébite. Inflammation de la paroi veineuse et du tissu cellulaire situé autour. Elle se développe le plus souvent sur les veines des membres inférieurs.

Phase postovulatoire (ou lutéale)

Période après l'ovulation pendant laquelle les œstrogènes et la progestérone sont sécrétés conjointement.

Phase préovulatoire (ou folliculaire)

Période qui s'étend du premier jour des règles jusqu'à l'ovulation. Elle correspond au développement d'un follicule et va aboutir à la libération de l'ovule au moment de l'ovulation. Elle est sous la dépendance des œstrogènes.

Phlébite

Formation d'un caillot sanguin dans une veine.

Phytoprogestagènes (plantes)

Plantes qui miment l'action de la progestérone.

Pilule œstro-progestative

Hormone de synthèse, association d'œstrogènes et de progestatifs ayant une action contraceptive. Elle bloque l'ovulation.

Production pulsatile

Épisodes brefs de sécrétion intense ou « pulses », séparés par de longs intervalles de plusieurs heures pendant lesquels la sécrétion est interrompue.

Progestérone
Hormone stéroïdienne sécrétée par l'ovaire en seconde partie de cycle, après l'ovulation.
Prolactine
Hormone sécrétée par l'antéhypophyse qui permet principalement le déclenchement et le maintien de la lactation. Elle agit également sur la sécrétion de progestérone chez la femme. À concentration élevée, la prolactine bloque la synthèse de GnRH et inhibe l'ovulation chez la femme.
Prostaglandines
Elles appartiennent à la famille des acides gras insaturés. Il en existe une vingtaine, répertoriées dans sept classes de A à I. Ce sont des agents de signalisation, des médiateurs ayant diverses fonctions physiologiques.
Prurit
Démangeaison.

R

Rhizome
Tige souterraine d'une plante dont la face inférieure donne naissance à des racines adventives et dont la face supérieure émet des bourgeons qui se transforment en tiges aériennes. Les rhizomes sont parfois subaquatiques et remplis de réserve alimentaire chez certaines plantes.
Rythme de sécrétion
Façon dont sont sécrétées la plupart des hormones. En effet, les phénomènes de sécrétion hormonale sont soumis à des rythmes cycliques (rythme circadien par exemple).

S

Séborrhée

Sécrétion excessive de sébum (matières grasses) par les glandes sébacées de la peau.

T

Thrombose artérielle

Caillot de sang qui se forme et bouche une artère.

V

Vasopressine

Voir Hormone antidiurétique.

X

Xéno-œstrogène ou xénobiotique

Molécule industrielle à action hormonale œstrogénique, perturbant l'environnement et la santé des humains, des animaux, etc.

BIBLIOGRAPHIE

AGERON-MARQUE C : *Guide pratique d'ostéopathie en gynécologie.* Satas, 2006.

ANDRIANNE P : *La Gemmothérapie.* Atlantica, 2000.

BACCHETTA C : *Le Pied, manupressure au cœur de la douleur.* Éditions Frison-Roche, 2010.

BELAISCH J : *Le Syndrome prémenstruel.* Genesis 173, juin 2013.

BIALKIEWICZ C : *L'Homéopathie, la femme et la sexualité.* Éditions du Moment, 2013.

BOIRON M, ROUX F, CHARVET C : *Gynécologie-Obstétrique.* Le Moniteur des pharmacies, 2013.

BRUNETON J : *Pharmacognosie.* Tec et Doc Lavoisier, 1999.

CHARVET C : *Schémas et protocoles en gynécologie-obstétrique.* Éditions du CEDH, 2010.

CHEN Y-W : *La Gynécologie en médecine chinoise.* Éditions You Feng, 2010.

COLLECTIF D'AUTEURS : *La Santé par les plantes.* Sélection du Reader's Digest, 2003-2011.

CURTAY J-P : *Fibromyalgie, un programme global pour améliorer votre santé et renouer avec le bien-être.* Thierry Souccar Éditions, 2011.

CURTAY J-P : *Nutrithérapie, Nutri-Doc.* Testez Éditions, 2008.

DUMAS MILNE EDWARDS S, BAREAU P : *Bien-être au féminin.* Rustica Éditions, 2011.

DURAFFOUR C, LAPRAZ J-C : *Traité de phytothérapie clinique*. Masson, 2005.

FAUCON M : *Traité d'aromathérapie scientifique et médicale*. Sang de la terre, 2012.

GIGON F : *La Vérité sur ces plantes qui soignent*. L'Express, 2009.

GŒTZ P : *Les Plantes qui guérissent*. One plus One Éditions, 2011.

GRECO J : *Homéopathie en gynécologie*. Maloine, 1988.

GUILLAIN F : *Le Bain dérivatif*. Éditions du Rocher, 2009.

HOLTZSCHERER A, LEGROS M-S : *Pratique homéopathique en gynécologie*. Éditions du CEDH, 1994.

HOULE P : *Du Syndrome prémenstruel à la ménopause, le vrai message de mon inconscient*. MBS MNH, 2005 et Journal d'écriture pour le corps, l'âme et le SPM avec exercice audio, MBS, 2006.

HOWARD J : *Les Remèdes floraux du Dr Bach recommandés aux femmes*. Librairie de Médicis, 1994.

JOYEUX H, VIALARD D : *Pilule, on vous cache la vérité depuis 50 ans*. Éditions du Rocher, 2013.

LALLEMENT M : *Les Clés de l'alimentation santé : intolérances alimentaires, inflammation chronique et maladies émergentes*. Mosaïque Santé Éditions, 2012.

LE BAIL D : *Et si vous manquiez de vitamine D* ? Mosaïque Santé Éditions, 2011.

LEE J : *L'Équilibre hormonal, c'est facile*. Sully, 2011.

MANSON L : *Syndrome prémenstruel, thérapies naturelles*. Éditions La Plage, 2007.

MEYER-WEGENER J : *Le Pamplemousse : antibiotique naturel*. Éditions du Gange, 2002.

MILLET F : *Le Grand Guide des huiles essentielles*. Marabout Référence, 2013.

MORO BURONZO A, SCHNEBELEN J-C : *Huiles essentielles.* First Éditions, 2012.

PUJET H : *Lune et santé : mode d'emploi.* Minerva, 2012.

QUEMOUN A-C : *Homéo pratique.* Leduc.s Éditions, 2007.

RAVIER-WROBEL K : *Le Syndrome prémenstruel.* Jouvence, 2010.

SIMON J : *Guérir grâce aux plantes de Poconé.* Testez Éditions, 2006.

VAGO K : *Vaincre le Syndrome prémenstruel.* En pleine forme 28 jours sur 28. Albin Michel, 1995.

VENESSON J : *Gluten, comment le blé moderne nous intoxique.* Thierry Souccar Éditions, 2013.

WUYTS D : *Propriétés diététiques et médicinales de nos aliments et épices, tome 2.* Satas, 2010.